广东省名中医

罗仁

肾病临证精粹

罗仁 主编

南方传媒
广东科技出版社
全国优秀出版社
·广州·

图书在版编目（CIP）数据

广东省名中医罗仁肾病临证精粹 / 罗仁主编. —广州：广东科技出版社，2025.1

ISBN 978-7-5359-8255-1

Ⅰ.①名… Ⅱ.①罗… Ⅲ.①肾病（中医）—中医临床—经验—中国—现代 Ⅳ.①R256.5

中国国家版本馆CIP数据核字（2024）第003493号

广东省名中医罗仁肾病临证精粹
Guangdong Sheng Mingzhongyi Luo Ren Shenbing Linzheng Jingcui

出 版 人：严奉强
责任编辑：方敏
责任校对：邵凌霞
责任印制：彭海波
装帧设计：友间文化
出版发行：广东科技出版社
　　　　　（广州市环市东路水荫路11号　邮政编码：510075）
销售热线：020-37607413
https://www.gdstp.com.cn
E-mail：gdkjbw@nfcb.com.cn
经　　销：广东新华发行集团股份有限公司
印　　刷：广州一龙印刷有限公司
　　　　　（广州市增城区荔新九路43号1幢自编101房　邮政编码：511340）
规　　格：787 mm×1 092 mm　1/16　印张11.25 字数240千
版　　次：2025年1月第1版
　　　　　2025年1月第1次印刷
定　　价：98.00元

如发现因印装质量问题影响阅读，请与广东科技出版社印制室联系调换
（电话：020-37607272）。

主编简介

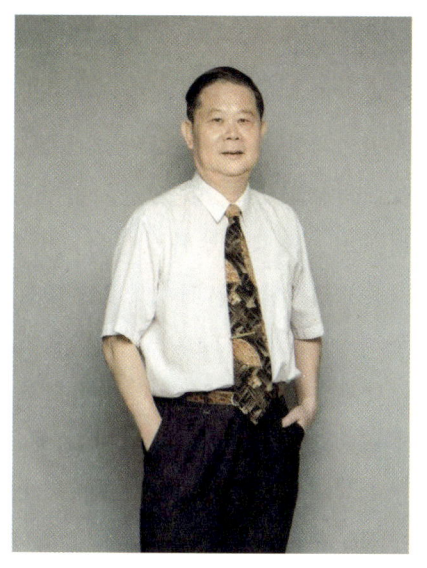

罗 仁

南方医科大学二级教授，广东省名中医，主任医师，博士研究生导师，博士后合作教师，国家中医药管理局第五批和第七批全国老中医药专家学术经验继承指导老师。曾受聘为世界中医药学会联合会肾病专业委员会副会长、中华中医药学会亚健康分会副主任委员、广东省中西医结合学会综合医院中医专业委员会首届主任委员、广东省中医药学会亚健康专业委员会主任委员。擅长运用《周易》《孙子兵法》等典籍的哲学思维指导临床实践，从事中医教学、医疗、科研工作近50年，提出"肾炎从肝论治""补肾三十法"等观点，对中医肾虚证、肾病（血尿、尿蛋白、慢性肾衰竭、糖尿病肾病、高血压肾病等）、结石、痛风、高尿酸血症、糖尿病、风湿病、红斑狼疮、失眠虚劳、亚健康等的诊治具有丰富经验。利用中医"治未病"思想，应用中医药学、流行病学、分子生物学、系统生物学等多学科交叉，在国内率先开展亚健康状态防治，以及中医肾病、糖尿病肾病等的基础与临床研究，先后承担国家高技术研究发展计划（简称"863计划"）、国家自然科学基金、国家自然科学基金—广东联合基金等项目37项，获军队科技进步奖10项。拥有11项发明专利。曾先后获得全军优秀教师（2004年）、广东省教学名师（2008年）、全国优秀中医健康信使（2012年）、中国中医药科学普及金话筒奖（2012年）、中国药学发展奖临床医药研究奖突出成就奖（2016年）、"敬佑生命·荣耀医者"中华医药贡献奖（2017年）、广州市科普名师（2020年）、中医药年度科普人物（2020年）等荣誉。

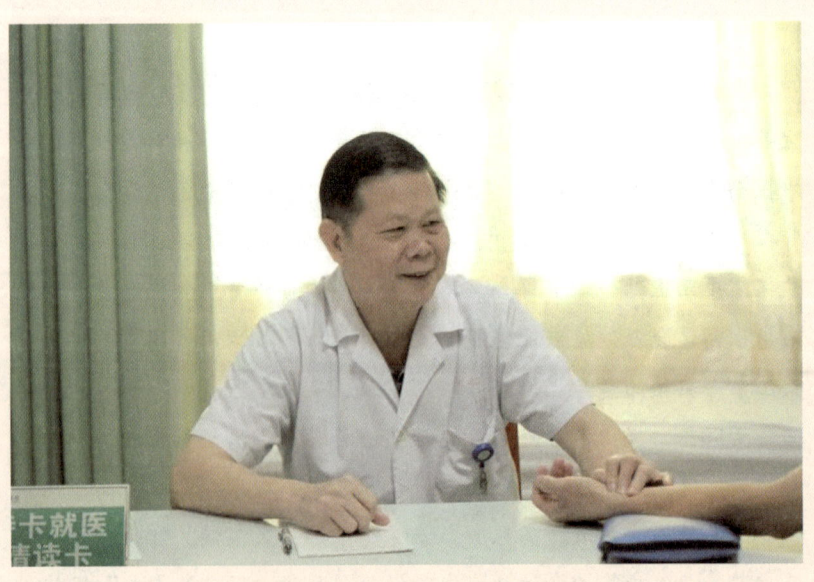

编委会

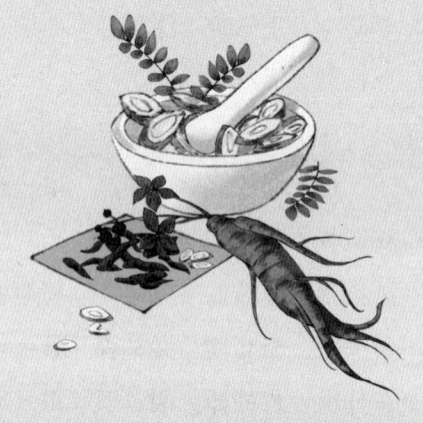

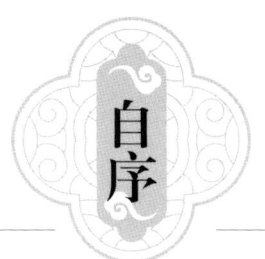

自序

　　我于1976年12月毕业于广州中医学院（1995年更名为"广州中医药大学"）。求学期间，我听过邓铁涛、罗元恺、刘仕昌、何汝湛、钟耀奎、李仲守、关汝耀教授等诸多中医老前辈的课程及讲座。毕业后，我被分配到第一军医大学（2004年更名为"南方医科大学"）中医系内科教研室工作。在临床工作两年后，我接受组织安排，回到广州中医药大学的青年教师进修班"回炉"学习一年。1982年，我考入广州中医药大学研究生班，跟随李仲守、何汝湛、钟耀奎三位教授（导师小组）继续学习。我每天轮流跟随三位导师到门诊抄方，晚上回看病案处方，同时总结导师看病的方法与经验。经过三年研究生学习，我坚定了此生从事中医的坚定信念。在从医的四十多年里，我始终坚守在中医临床的第一线，运用中医理论和思维指导临床实践，运用经方治病。在继承导师们宝贵经验的同时，我不断积累临床经验，逐渐形成了自己的学术风格。

　　本书的上篇汇集了我在中医肾病的临床经验与学术思想，中篇是近五年来的学生（硕士研究生、博士研究生、规培生）在跟随我出门诊过程中收集的相关病案。书中的每一个病案都是真实的，由我亲自审定并撰写简要按语。下篇是部分随诊学生的学习体会。我希望本书能对从事中医肾病专业的医生和医学院校的学生有所裨益。

　　感谢国家中医药管理局、广东省中医药管理局为我设立了全国名老中医药专家传承工作室，本书也是工作室的工作成果之一。

　　感谢南方医科大学中医药学院和南方医科大学中西医结合医院对全国名老中医药专家传承工作室的建设及对我本人工作的关心和支持。

　　感谢我诸多学生的辛勤付出。

　　在定稿出版之际，深感本书有诸多不足之处，敬请读者指正。

罗仁

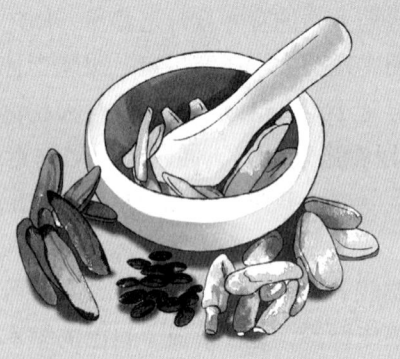

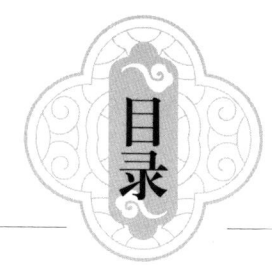

目录

1

◆下 篇 中医经典读书笔记

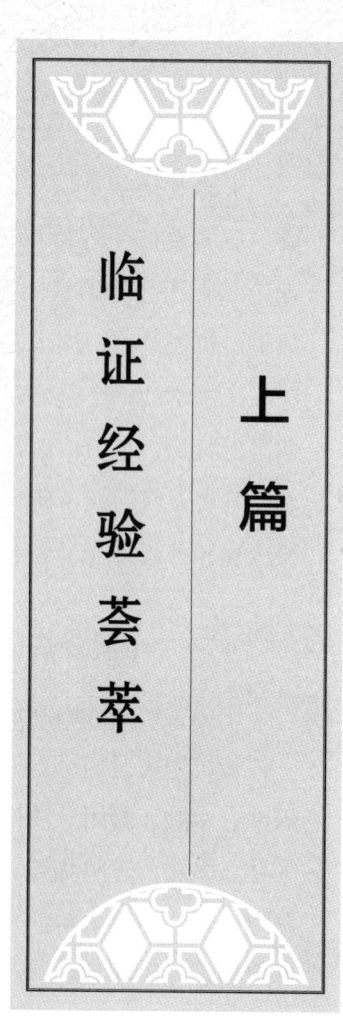

上篇

临证经验荟萃

一、浅谈中医肾病学的内涵与外延

　　中医肾病学是以中医学基础理论、整体观念和辨证论治为基础，以肾脏的生理特点和病理改变为依据，在继承古今医家肾病理论和临床经验的基础上，系统阐述中医"肾系"病证的病因、病机、辨证论治、理法方药、转归和预后等的一门临床学科，是中医临床医学的一个重要分支。中医肾病的范围十分广泛，它不同于西医的肾病，是由中医肾脏的生理特点和病理变化所导致疾病的总和。笔者系统回顾了研究文献，结合临床经验，对中医肾病学的学科内涵和外延进行了如下探析。

（一）中医肾病学的内涵

　　中医肾病学的内涵包括传统中医肾病和西医肾病两大类。

　　传统中医肾病：五迟五软、痴呆、健忘、腰痛、淋证、尿血、尿浊、水肿、癃闭、关格、肾风、肾热、肾积、肾劳、遗尿、小便失禁、多尿、耳鸣耳聋、脱发、虚劳、痿证、痹证、消渴、遗精、阳痿、早泄、不射精症、血精、性欲冷淡、阳强、女子不孕、男子不育等。

　　西医肾病：急性肾小球肾炎、急进性肾小球肾炎、慢性肾小球肾炎、IgA肾病、隐匿型肾小球肾炎、膜性肾病、肾病综合征、肾结石、急性肾盂肾炎、慢性肾盂肾炎、间质性肾炎、肾结核、过敏性紫癜性肾炎、乙型肝炎病毒相关性肾炎、高血压肾病、糖尿病肾病、尿酸性肾病、肾动脉硬化症、肾下垂、多囊肾、肾癌、膀胱癌、急性肾功能衰竭、慢性肾功能衰竭、药物性肾损害、慢性前列腺炎、前列腺肥大等。

（二）中医肾病学的外延

中医肾病学的外延具有很广阔的空间。近年来，以系统生物学、化学、物理、数学和基础医学的理论和技术为基础，其内容处在不断更新和深入的阶段。现代临床与实验研究表明，中医的"肾"除具有西医的泌尿和维持体内水、电解质平衡，以及调节血压、刺激造血、影响钙磷代谢的功能外，还具有很广泛的作用，如它与人的生长、发育、生殖密切相关，还与呼吸、消化、内分泌、免疫及大脑的部分功能等都有着不可忽视的联系。相信随着临床医学的发展，依据不同病证类别的发生机理和防治特点，中医肾病学将会进一步分化出下一层次的诸多专科专病的分支。由此，中医肾病学可以从以下四个方面扩展其外延。

（1）遗传性疾病。中医的"肾"为"先天之本"，以藏先天之精，其禀受于父母的生殖之精，精气先身而生，具有遗传特性，故曰"夫精者，身之本也"。可见，肾精中可能含有决定或主导遗传密码的某种因子，这与现代医学所指的遗传物质具有一定的同一性。目前，分子病和基因病是由现代医学领域中借助先进的医学技术手段从分子医学角度细分出的疾病，其实是对疾病本质更深入的认识。分子病是指由于DNA遗传性变异引起的一类以蛋白质异常为特征的疾病。基因病是指基因本身突变、缺失或表达调控障碍引起的疾病。现代医学发现，分子病、基因病与遗传因素有密切的关系。如家族性高胆固醇血症、癫痫、偏头痛、癌症、精神分裂症、糖尿病、高血压病、哮喘等都与遗传物质基因的突变或DNA遗传变异有关。通过疾病流行病学及家系分析，研究人员发现某些家族成员具有家族遗传易感性，这可能提示"肾主生殖，肾主藏精"与遗传基因在某一程度上有一定的相关性。人类基因研究水平的突飞猛进为研究"肾主先天之精"建立了一定的基础。随着人类基因组计划的完成，疾病基因组学的研究也拥有了坚实的基础，同时人们进一步加深了对疾病相关基因的认识。中医肾病学同样可借助疾病基因组学的研究来进一步探索中医"肾主先天之精"的机理，为中医药防治疾病开辟广阔的空间。

（2）终后期疾病。肾为先天之本、元气之根，藏元阴元阳。"五脏所伤，穷必及肾"。从临床看来，多种系统慢性严重疾病、癌症末期、高血压病中后期引起的肾小动脉硬化及传染性疾病引起的肾脏病变，从中医辨证角度，均属于"久病及肾"，为疾病的后期阶段。在临床上，填精补肾法能改善患者体质、缓解症状、提高生存质量。

（3）老年性疾病。《素问·上古天真论》说："女子……五七，阳明脉衰……发始堕；六七……发始白；七七……天癸竭……""男子……五八，肾气衰，发堕齿槁；六八……发鬓颁白；七八……天癸竭；精少，肾脏衰，形体皆极。"人的生长发育和衰老的过程，以及脏腑、组织、器官功能的充实和衰竭，都由肾脏精气盛衰所决定。人体肾精自衰，是生长壮老已的自然规律。肾精充足与否，是决定人体健康和长寿的关键因素。肾易亏而难实，精易泄而难积，是肾病、老年病的特点。因此，老年人发生疾病同时伴随肾精的虚衰，如阿尔茨海默病、女性更年期综合征、骨性关节炎、老年性白内障、老年性耳聋等疾病的根本病机就是肾虚，在治疗上，补肾护精法被认为是治疗老年相关疾病的根本策略。因此，该领域是中医肾病学重点研究的课题之一。

（4）亚健康。随着社会的不断进步，人们的生活节奏也越来越快，亚健康的发病率呈逐年上升的趋势，是当今危害人类健康的头号隐形杀手。目前认为亚健康的发生可能与个人的生理状况、心理状况、职业情况、居住环境、社会环境及不良生活和工作方式等多种因素有关，以致睡眠不足、人体的自稳态失衡及自然衰老加快等。从中医角度看，"肾藏先天之精"，亦"受五脏六腑之精而藏之"，即肾所藏的精气还包括"后天之精"。先、后天之精相互充养资助，相辅相成，决定着机体的生、长、壮、老、已。中医学虽没有亚健康这一病名，但其属于内伤杂病范畴中许多证候的表现，其主要病机是：脏腑气血阴阳失调，或内生五邪，或耗伤正气，但尤以脾肾两脏腑为著，因"肾为先天之本""脾为后天之本"，脾肾功能失调直接影响精气的盛衰。中医强调"阴平阳秘，精神乃治""正气存内，邪不可干"，圣人"不治已病，治未病"等的防治思想，提示中医肾病学在亚健康的防治中将发挥重要的作用，伴随着亚健康检出率的增高和对其升高所对应的防治需求，为中医肾病学的发展提供了良好的契机。

综上所述，现代中医肾病学的内涵与外延涵盖了很广阔的医学领域，具有很大的发展空间。我们在秉承与发扬传统中医的同时，应积极采用各种先进的科学研究方法，如系统生物学、病理生理学、循证医学、医学流行病学等，探讨中医"肾"的本质即肾病学的病因、病机、证候本质，诊治规律及方药的作用机理，提高诊疗水平，建立针对性的预防干预措施和生存质量的评价体系，最终造福于人类健康。

（陈晶　罗仁）

二、简论慢性肾炎从肝论治

慢性肾小球肾炎（以下简称"肾炎"）属中医水肿病范畴。历代医家认为，水肿与肺脾肾关系密切，国内关于肾炎的中医研究也多从肺脾肾探讨其病机及治疗规律。其中，肾炎高血压被认为是肾病及肝、阴虚阳亢，予滋养肝肾、养阴潜阳法治疗，但对肝与肾炎的发病关系及其治疗尚缺乏系统的深入探讨。笔者根据前人关于肝与水肿的认识，在临床上对部分肾炎患者从肝论治，取得了一定的疗效。故提出"肾炎从肝论治"观点，供同道参考。

（一）肝与肾炎

肝藏血，主疏泄，与心肺脾肾等脏腑在生理上相互联系、相互制约，在病理上相互影响、相互传变。从脏腑气机运动来说，心肺在上，上者宜降；肝肾在下，下者宜升；脾胃居中，为升降之枢纽，但肝之升降疏泄居重要地位。肝升肺降，调理气机疏通水道，以利排泄；津液之运行，须肝气之疏泄调节，脾胃之吸收运化，赖肝气之疏泄。唐宗海《血证论·脏腑病机论》云："木之性主于疏泄，食气入胃，全赖肝木之气以疏泄之，而水谷乃化。"肾主水、藏精，一者赖肝血之滋养，血以化精也；二者肾精之藏泄赖肝之疏泄。朱丹溪《格致余论·阳有余阴不足论》谓"主闭藏者肾也，司疏泄者肝也"；三者水之运行亦赖气之推行，气行则水行也。中医有"乙癸同源，肝肾同治"之说，所以，临床上"肾炎从肝论治"是有理论依据的。

肾炎的病因，多为风寒湿热、疮毒等邪气内逆，或劳倦、饮食、情志刺激等致脏气违和，正气内虚，可影响肝的条达疏泄。肝气升发太过或不足时，上则肺失肃降，津不能布散而化为水，溢为肿，所谓肝气太旺，反来侮金；肺之清肃不行，中则木盛侮土，土不制水而为肿，所谓肝气一动，即来乘土；同时脾土受侮，不能升清可致精微下泄而见蛋白尿，下则肾精不能固藏，收摄无权而精气外泄，形成蛋白尿，久则精血亏损、阴虚阳亢而见头晕头痛等高血压证候。同时，若肝气郁滞，则水行受阻、血行不利、水瘀互阻而日久不愈。故肾炎之病，标在肺，本在肾，其制在脾，肝亦为之制耳。即脾为之制者，下制水而上培金；肝为之制者，上助肺之清肃，下制肾之藏泄，中制脾之运化吸收，是言肝脾共制，尤重在肝。沈金鳌《杂病源流犀烛·肝病源流》曰："一阳发生之气，起于厥阴，而一身上下，其气无所不乘，肝和则生气，发育万物，为诸脏之生化。若衰于亢，则能为诸脏之残贼。"张山雷《藏府药式补正》："肝气乃病理之一大门，善调其肝，以治百病，胥有事半功倍之效。"故肝在肾炎病机中占有重要地位。

（二）肾炎从肝论治七法

（1）疏肝理气利水：适用于肾炎水肿、小便不利、胸腹满闷、妇女乳房胀闷或月经不调、舌苔白、脉沉弦。常用香附、郁金、青皮、橘红、泽泻、茯苓、车前草。"肝欲散，急食辛以散之"，药偏辛散，若肿势已减，小便畅通，应佐养阴之品，以免辛散伤阴。

（2）清肝解毒利水：适用于皮肤疮毒内逆或热毒内盛、口苦口干、小便黄赤、头痛目赤、咽喉红肿或痛、舌红苔黄、脉弦数。常用夏枯草、连翘、栀子、紫花地丁、旱莲草、白茅根、金钱草、牡丹皮、白芍。热毒内传，肝经热盛气实，宜清肝凉血解毒。用药不宜过于苦寒，以免戕伤胃气。用利水药者，使热毒从小便出。

（3）疏肝通络祛瘀：适用于肾炎久治不愈、血尿或蛋白尿持续不除、面色暗滞、舌暗、脉弦涩。常用柴胡、郁金、橘络、当归、牛膝、地龙、益母草、桃仁、车前子。祛瘀药易耗正气，可适当佐以参芪。

（4）疏肝清肺利水：适用于全身浮肿、头面肿甚、小便短赤、喘促不已、咳嗽痰稠、胸胁不舒、舌红、脉弦。常用柴胡、橘红、苏梗、桑白皮、葶苈子、杏仁、茯苓皮、枳实、川朴、薏苡仁，药宜清降，不宜过用温散之品。

（5）泄肝培土制水：适用于中势甚重、小便少、神疲乏力、腹满便溏、纳呆、呃逆、舌淡暗、脉弦缓而沉。常用槟榔、木香、白蔻仁、吴茱萸、大腹皮、苍术、茯苓、黄芪、白芍、泽泻。

（6）养肝滋肾敛精：适用于腰酸痛、头晕肢麻、口干咽燥、夜睡不宁、夜尿多、舌淡红少苔、脉弦细。常用白芍、枸杞子、女贞子、墨旱莲、桑椹、鸡血藤、桑寄生、金樱子、牡蛎、泽泻。

（7）平肝潜阳固肾：适用于头晕、腰痛、失眠、多梦、易怒、口干口苦、颜面潮红、舌红少苔、脉细数、血压升高。常用石决明、牡蛎、夏枯草、白芍、杜仲、桑寄生、泽泻、怀牛膝。

（罗仁）

三、论治肾性蛋白尿经验

笔者师从罗教授学习多年，见其辨治肾性蛋白尿颇有良效，现将其治疗经验介绍如下。

（一）病因病机

肾性蛋白尿是指由于肾实质性疾病引起蛋白尿排泄增加。蛋白尿是肾病患者常见症状，不仅可直接导致低蛋白血症，诱发水肿，还能致肾小管间质损害，加速肾衰竭进程。罗教授参阅前贤医著论述，结合现代医学理论，认为蛋白为精微物质，尿蛋白源于血浆，是其中所含之水谷精气，为至阴之精，应藏于肾。《素问·上古天真论》云："肾者主水，受五脏六腑之精而藏之。"《景岳全书》亦谓"精以至阴之液，本于十二脏之生化，不过藏之于肾"，又强调"血者水谷之精也，源源而来，而实生化于脾，总统于心，藏受于肝，宣布于肺，施泄于肾"。因此，尿中出现蛋白不仅是肾不藏精之表现，而且与肺、脾、心、肝等脏相关。若肺主宣发、脾主升清、肝主疏泄、肾主闭藏功能正常，则小便正常而无蛋白；反之，均可致蛋白等阴精下泄从尿排出，形成蛋白尿。一般来说，蛋白初起多与外邪有关，每从肺论治，病久不愈则损及脾肾，应从虚损论治。

（二）中西医诊断并重

罗教授认为，由于蛋白尿常无明显症状，中医诊断较难，故首先强调诊断上应中西医并重，对西医先进诊断技术，包括尿常规、尿蛋白电泳、肾功能、肾脏B超等，都必须进行合理应用。诊断首先明确是否为肾性蛋白尿，排除肾外疾病如骨髓瘤等。其次，要明确肾病性质，是原发或继发，如属继发性肾病，必须治疗原发病。再次，对原发性肾小球疾病，要进一步确诊其病变性质，分清急性或慢性、早期或晚期，如有指征，最好行肾穿刺活检，对治疗和预后都有指导意义。蛋白尿属中医学水肿、尿浊、腰痛等范畴，但也有无症状性蛋白尿，此时进行诊断，不能为中医病名所缚，须以西医诊断为主，只有诊断明确才可进行中医辨证论治。

（三）结合病因病性辨治

罗教授强调，辨治肾性蛋白尿要结合病因（诱因）、病性，详细收集患者病史、检查资料，同时，还可引入现代中医微观辨证科研成果，进行综合辨证。罗教授认为，中药治疗肾性蛋白尿的作用是多方面的，有些可直接对肾病起治疗作用，有些能加强激素等西药的疗效、减轻副作用，有些还能治疗肾病并发症等，运用时以辨证为指导，分型治疗。

1. 肺气不宣型

常见于首次患病者，或既往肾病已愈，复因外感而发。症见蛋白尿初起，伴发热、咳嗽、咽痛，或外感后出现蛋白尿和水肿，舌苔薄白或薄黄，脉浮数。治宜疏风宣肺利水，方以越婢加术汤加减。处方：麻黄9g，石膏18g，连翘15g，白术、苦杏仁各10g，泽泻、茯苓各12g，炙甘草6g。或用其经验方：柴胡、黄芩、防风、苦杏仁、麻黄各10g，鱼腥草18g，炙甘草6g。每天1剂，水煎服，15天为1个疗程。

2. 热毒内蕴型

因感染疮毒后出现蛋白尿或肾病合并感染热毒，加重蛋白尿。症见蛋白尿伴见皮肤疖肿，头面浮肿，舌红、苔黄，脉弦数或滑数。治宜清热利湿解毒，方以五味消毒饮加减。处方：金银花、连翘，紫花地丁、蒲公英、紫背天葵各15g，鱼腥草、白花蛇舌草各18g。每天1剂，水煎服。或用三草汤（鱼腥草、白花蛇舌草各30g，生甘草6g）水煎代茶饮。

3. 瘀血内阻型

常见于慢性肾病。症见蛋白尿日久不愈，伴皮色暗滞，舌暗红有瘀点，脉涩。血液流变学检测可见血液黏稠度升高。治宜活血化瘀利水，方以四物汤合五苓散。处方：生地黄、川芎、当归、茯苓、赤芍、泽泻、桂枝、白术各10g，益母草18g。每天1剂，水煎服。或用中成药血府逐瘀丸。

4. 脾气下陷型

常见于伴有低蛋白血症者。症见蛋白尿伴神倦乏力，语声低微，小便少，舌淡有齿印、苔白，脉细弱。治宜健脾益气，升清摄精，方以补中益气汤加减。处方：黄芪、党参各30g，白术、陈皮各10g，升麻、柴胡、炙甘草各6g，益母草、菟丝子各18g。每天1剂，水煎服。或选用中成药参苓白术散、补中益气丸。

5. 肾气虚弱型

常见于蛋白尿久治不愈，经常复发者。症见蛋白尿伴下肢浮肿，小便短少，腰膝酸软，舌淡胖、苔白滑，脉沉细。治宜固肾涩精利水，方以济生肾气丸加减。处方：附子、桂枝各10g，熟地黄24g，山药、茯苓各12g，牡丹皮、泽泻、山茱萸各9g，牛膝、车前子、菟丝子各15g。每天1剂，水煎服。或选用中成药济生肾气丸、右归丸。

6. 肝气郁结型

常见于中年女性。症见蛋白尿伴头晕、烦躁、胸闷、胁胀、情绪不宁、月经失调，或情志波动后蛋白尿加重，舌淡红，脉弦。治以疏肝解郁，方选柴胡疏肝散加减。每天1剂，水煎服。处方：柴胡、白芍、枳壳、陈皮、川芎、香附、泽泻各10g，益母草18g，炙甘草6g。或选用中成药柴胡舒肝丸、逍遥丸；月经不调者用逍遥丸。

7. 无症状型

相当于西医无症状型蛋白尿。尿检可见轻度或中度蛋白尿，但无其他不适症状或体征，舌、脉正常。治宜调和气血，健脾滋肾，方选小四五汤（即《伤寒论》中小柴胡汤、四物汤、五苓散合方）加减。处方：柴胡、黄芩、当归、川芎、法半夏、白术、桂枝、炙甘草各10g，党参、猪苓、泽泻、白芍各15g，生地黄20g，牡蛎30g。每天1剂，水煎服。20～30天为1个疗程，感冒发热停服。罗教授还强调，病情较重者应以中西医结合治疗，若出现肾病综合征指征，要果断使用糖皮质激素控制病情，并配合中药可防治激素副作用。同时，不要因加用中药而轻易更改激素治疗方案，中药要避免使用肾毒性药物。

（四）专方应用

罗教授根据多年临床经验，总结治疗肾性蛋白尿专方肾病Ⅰ号方（柴胡、党参、熟地黄各24g，黄芩、丹参各15g，牡蛎、益母草、鱼腥草各30g，炙甘草6g），用于治疗以蛋白尿为主要表现的各类肾病。方中熟地黄滋阴补肾，填精养血；党参健脾益气；柴胡疏泄三焦气机，和解少阳，与党参、熟地黄相合，益气理气，通补相须，共为君药；牡蛎利水消肿，软坚镇潜；黄芩、鱼腥草燥湿清热，以防水湿或瘀阻化热；丹参、益母草补血活血兼利水，合为臣药；炙甘草补气，调和诸药，为使药。全方共奏调和气血、涩精益气之功，从肝、脾、肾三脏着手，阻滞蛋白尿产生。罗教授还将"小四五汤"制成颗粒剂，具有调和气血、健脾滋肾的功效，可用于治疗各种原因引起的慢性肾病，对无症状可辨型尤适宜。

（五）病案举例

方某，男，37岁，2005年4月初诊。蛋白尿并血尿、高血压1年。曾于1年前在广东省内某医院住院治疗，检查发现，24h尿蛋白4.67g/L，尿红细胞（++），肌酐161μmol/L，经肾活检确诊为局灶增生硬化型IgA肾病，予以常规激素治疗（具体不详），疗效欠佳。症见：腰酸痛，易疲乏，口干，二便正常，舌淡红，脉沉缓。查体：双下肢无明显浮肿；肾功能检查：24h尿蛋白5g/L，肌酐166μmol/L。证属肾气虚弱型，予以肾病Ⅰ号方加味。

处方：柴胡、党参、熟地黄各24g，黄芩、丹参各15g，牡蛎（先煎）、山药、黄精、益母草、鱼腥草各30g，炙甘草6g。每天1剂，水煎服。服20剂，同时服用小四五颗粒冲剂，继续维持泼尼松等治疗方案。

1个月后复诊：无不适，舌苔较腻，24h尿蛋白为1.94g/L。守上方加陈皮、法半夏各10g，再服20剂，其余治疗方案不变。此后多次复诊，均以肾病Ⅰ号方加减治疗，并逐渐减少泼尼松用量。至2005年11月后，多次复查尿常规均未见蛋白，仅少量红细胞，血肌酐未升高。

（雷作熹　霍云华）

四、诊治肾性血尿经验

罗仁教授坚持以中医为主导的中西医结合治疗方式，对肾性血尿的治疗疗效显著，兹将其经验总结介绍如下：

（一）中西合参，明确诊断

肾性血尿（肾小球性血尿）是指肾小球疾病，尤其是肾小球肾炎所引起的，排除尿路感染、结石、结核、肿瘤及泌尿系结构畸形等疾病引起的血尿。其诊断有赖于尿位相差显微镜检和肾穿刺病理学。本病属中医学血证、尿血、溺血、溲血等范畴，病程缠绵易复发，迁延难愈，治疗较困难。目前西医在本病的治疗中还缺少有效的方法和针对性，而中医药对血尿的治疗有确切疗效。罗教授认为，由于患者血尿常无明显症状，故强调借鉴西医先进诊断技术，如尿常规、尿红细胞形态分析、肾功能、肾脏B超等，进行常规检查。

为明确本病诊断，首先应判断肾小球性血尿与非肾小球性血尿：①尿常规分析，若有肉眼血尿，24h尿蛋白＞1g，则提示肾小球疾病；血尿伴有较明显的尿蛋白，多是肾小球性血尿；尿出现管型，特别是红细胞管型，则提示肾小球性血尿。②尿红细胞形态分析，位相显微镜分析尿红细胞形态，若畸形比率＞80%，则提示肾小球性血尿。其次，明确血尿原发疾病诊断：对于肾小球性血尿者，应区分是原发性还是继发性肾小球疾病，并进行针对性的筛选检查，肾活检是提供组织学的确诊依据。原发性多见于IgA肾病、急性肾炎、急进性肾炎、隐匿性肾炎、遗传性肾炎、薄基底膜肾病等；继发性则多见于狼疮性肾炎、过敏性紫癜性肾炎等。西医诊断明确后进行中医辨证论治。

（二）谨守病机，知常达变

罗教授将肾性血尿的病因病机概括为虚、热、瘀，其中以阴虚内热最常见，病位在肾与膀胱。罗教授强调，肾阴不足是本病病机演变的关键，是发病的病理基础。瘀血既是发病过程中的病理产物，也是致病因素。肾藏精，精血同源，肾虚封藏失职、固摄无力，血不循常道而下泄；或久病肾阴亏耗，肝肾阴虚，阴虚火旺，邪热内生，灼伤血络，络破血溢；或久病入络，血脉瘀阻或瘀血内阻，血不循经而妄行，出现尿血。下焦离经之血瘀积不散，血不归经，又是血尿反复发作的病理根源。由于本病复杂，分析病机、详辨其证很重要。五脏相通，病理上互相影响，故临床上单独某脏之虚则少见，多为数脏合病，而以某脏或某两脏的症状更为突出。肾性血尿的病机也总是处于动态变化之中，要重视知常达变。临床上患者症状表现轻重不等，如尿血伴腰酸痛、口干、大便干、舌红，多为肾阴虚证；伴乏力易疲劳、舌胖有齿印，多为脾气虚证；若尿血日久不消、舌暗红有瘀点，则兼有血瘀内阻。

（三）四大治法，标本兼顾

1. 补肾法

肾性血尿从"虚"论治，主要以肾阴虚证为主，肾虚则封藏失职，不能固摄血液而尿血。症见腰膝酸软或腰痛，神疲乏力，五心烦热，咽干口燥，小便色淡红或清，血尿时轻时重，平素以镜下血尿为主，劳累加重，舌红、少苔，脉细或细数等。治宜滋补肾阴，方用六味地黄丸加减。药用熟地黄、山药、山茱萸、牡丹皮、柴胡、黄芩、党参、菟丝子、旱莲草、女贞子、白茅根、侧柏叶、牡蛎等。

2. 疏肝法

罗教授常用疏肝法治疗肾性血尿，尤其是对中青年女性患者。症见情志抑郁、胸胁胀痛、善叹息、烦躁、眼目干涩、小便色淡红、月经量少或月经不行、舌红、脉弦等。治宜疏肝理气，方用柴胡疏肝散、逍遥散等加减。药用柴胡、黄芩、党参、麦冬、五味子、香附、益母草、陈皮、川芎、白茅根、仙鹤草、牡蛎等。

3. 健脾法

此法主要用于肾性血尿属脾气虚弱者。症见面色淡黄、纳差乏力、腹胀痞满、便溏、小便色淡红、舌淡、脉细弱。治宜健脾益气，方用香砂六君子汤、参苓白术散等加减。常选用党参、白术、茯苓、苍术、陈皮、法半夏、砂仁、香附、厚朴、白茅根、牡蛎、阿胶、黄芪等。

4. 化瘀法

患者一般存在不同程度瘀血，罗教授强调，化瘀是治疗血尿的重要方法之一。血尿无论虚实，皆有瘀滞。其因一是既有离经之血，则必有瘀血。唐容川亦说"离经之血，虽清血鲜血，亦是瘀血"，符合"离经之血为瘀血"的理论；二是肾性血尿病程长，符合"久病入络为瘀血"的理论。症见血尿日久、尿血紫暗或有血块，小便不畅或小腹刺痛，腰痛有定处，面色暗红，舌暗紫或有瘀斑瘀点，舌下静脉有不同程度的延伸扩张，脉细缓或涩。治宜活血化瘀，轻度可选用桃仁、红花、牡丹皮、当归、川芎等活血化瘀；中度可选用白茅根、赤芍、丹参、侧柏叶等凉血祛瘀；重度可选用莪术、苏木、琥珀、泽兰等活血逐瘀。

（魏敏　赵晓山　孙晓敏　罗仁）

五、治疗尿毒症经验

慢性肾功能衰竭是多种原因引起的肾脏结构、功能损害并呈进行性恶化的结果。随着病情的进展，患者肾小球滤过率进一步降低，内环境稳定性遭到破坏，血液中毒素的堆积也不断增加，导致体内水、电解质、酸碱平衡失调，进而累及消化、心血管、神经等多系统脏器。笔者师从罗教授多年，见其治疗尿毒症颇有良效。现将其治疗经验总结如下：

（一）对于尿毒症病机的认识

尿毒症多由外邪、饮食、情志、劳倦等致肾脏损伤，治疗不当，迁延日久，肾气衰惫，致使三焦气化失常，浊毒内蕴，升降失司，出现小便不通与呕吐。《证治汇补·关格门》中记载："关格者……既关且格，必小便不通，旦夕之间，陡增呕恶，此因浊邪壅塞三焦，正气不得升降，所以关应下而小便闭，格应上而生呕吐，阴阳闭绝，一日即死……最为危候。"

1. 先伤于气，后损于阴

以气虚为根本先伤于气，指肾的气化功能受损。慢性肾功能衰竭迁延日久，肾脏气化不利，气机失常，出现水湿、瘀血、浊毒内蕴，致水肿、小便不利、呕吐、皮肤瘙痒等各种症状。由此可见，慢性肾功能衰竭是因虚致实，继而又因实加重损害，虚实夹杂：气虚是其本质，浊毒瘀血内蕴是其关键。慢性肾功能衰竭证候演变规律应为：初起见脾肾气虚，气虚损及阴血致气阴两虚，再由气阴两虚发展至阴阳两虚。

《素问·标本病传论》曰："知标本者，万举万当；不知标本者，是谓妄行。"只有在明确标本的情况下用药，才能达到预期的疗效。慢性肾功能衰竭气虚是其本质，张景岳提出"水气本为同类""气化水自化""水不能化，因气之盛"的观点，治疗上倡言"故凡治肿者必先治水，治水者必先治气，若气不能化，则水必不利"。治疗慢性肾功能衰竭，首重补气扶正，改善肾脏气化功能，但益气易壅塞气机，故应在益气的同时兼理气祛邪，畅通气机。后损于阴，指肾气不固，失于封藏，精微下注而使阴精亏损。因此，在治疗过程中，过用辛温、辛热药对本病治疗不利。一是久用或过用必耗损真气，加重肾脏的气化失调。二是伤津劫阴，助长热邪，加剧耗气伤阴。慢性肾功能衰竭患者多因为使用激素、利尿剂、抗生素等伤阴之品，或有湿浊内蕴日久化热伤及阴津，出现一派阴虚内热征象，治疗上应重视养阴固肾，但养阴易滋腻碍胃，且有助湿之嫌，所以在养阴的同时应重视清热。

2. 脾肾亏虚，浊毒内蕴

以浊毒内蕴为标，实慢性肾功能衰竭患者，脾气亏虚，化不利，不能转输运化水液湿浊，肾失开阖，不能藏精泄浊，使水湿积聚于体内，清者不升而泄漏，浊者不降而内聚，清浊相干，久则酿为浊毒、瘀血。浊毒内蕴又不同程度地阻碍气机之升降，导致病情恶化。因此，浊毒是慢性肾功能衰竭病理变化过程中的特征性病理产物，贯穿慢性肾功能衰竭证候演变过程的始终。治疗上应该兼顾泄浊利水，活血化瘀，利用药物使水湿、浊毒从下窍排出而不蓄积体内，瘀滞得以化解而不凝结脉络。而泄浊法包括行气通便和渗泄小便二法。

（二）病证结合，标本同治

通过上述对尿毒症病因病机的认识，临床治疗上应辨病与辨证相结合，应用益气养阴，理气泄浊，固肾利水，标本同治。经多年临床实践，罗仁教授总结了治疗本病以《伤寒论》牡蛎泽泻散和

《内外伤辨惑论》当归补血汤合方化裁的经验方，本方治疗以熟地黄、黄芪为君药，牡蛎、丹参为臣药，何首乌、荆芥穗、海藻、当归、陈皮、牛膝为佐使药。恶心、呕吐，加苏叶、砂仁；便秘，加厚朴、大黄；皮肤瘙痒，加地肤子、白鲜皮；有血尿、蛋白尿者，加白茅根、鱼腥草、白花蛇舌草；肾虚者，加山药、山茱萸；水肿者，加玉米须、泽泻；尿酸高者，加百合、金钱草；心衰或有胸腔积液者，加葶苈子、杏仁；有腹水者，加大腹皮；头晕者，加川芎；泄泻者，去大黄加白术、茯苓。

1. 益气养阴，补血填精

（1）益气养血。

慢性肾功能不全发展到尿毒症期，往往已经气损及阴，出现阴阳俱虚，因此单补阴则碍阳，单补阳则碍阴，《灵枢·终始篇》说："阴阳俱不足，补阳则阴竭，泻阴则阳脱，如是者，可将以甘药，不可饮以至剂。"黄芪、当归组成当归补血汤，本方为补气生血之基础方，也是体现李东垣"甘温除热"治法的代表方。有形之血生于无形之气，故用黄芪大补脾肺之气，以资化源，使气旺血生，配以少量当归养血和营。吴昆《医方考》卷三："当归味厚，为阴中之阴，故能养血；而黄芪则味甘补气者也，今黄芪多于当归数倍，而曰补血汤者，有形之血不能自生，生于无形之气故也。"现代研究发现，本方能增强骨髓造血功能，具有抗贫血作用；增强心肌收缩力，降低心肌耗氧量，防止或减轻心肌损伤；抑制血小板聚集，可预防血栓形成；降低血液黏度，加快血流，可改善血液对全身组织器官的供应，提高机体免疫功能。此外，本方还具有促进核酸蛋白合成、抗应激反应等作用。

（2）养阴补血填精。

地黄，始见于《神农本草经》，其中熟地黄质润，入肝肾而功专养血滋阴，填精益髓，凡真阴不足、精髓亏虚者，皆可用之。《景岳全书》谓之"禀至阴之德，气味纯静，故能补五脏之真阴"。生地黄甘寒质润，养阴兼可凉血除烦，长于养心肾之阴，故尿毒症患者，偏阴虚者用熟地黄，偏热者用生地黄。现代研究发现，地黄具有明显的促进骨髓造血和抑制血栓形成的作用，还可抗氧化，提高免疫力。地黄与黄芪当归同用，益气养阴，补血填精。但由于本品性质黏腻，有碍消化，重用久服宜与陈皮、砂仁等同用，防止黏腻碍胃。

2. 理气散结，通窍泄浊

（1）散结利水泄浊。

尿毒症患者脾肾亏虚，气化不利，水湿、瘀血、痰饮、浊毒郁积体内不能排除，故通利水道、排除浊毒是尿毒症治疗的关键。罗仁教授应用牡蛎泽泻散，在补阴基础上排毒，疗效甚佳。《伤寒论》曰："大病瘥后，从腰以下有水气者，牡蛎泽泻散主之。"药用牡蛎、泽泻、蜀漆、葶苈子、商陆根、海藻、天花粉。《金镜内台方议》曰："大病瘥后，脾胃气虚，不能制约肾水，水溢下焦，腰以下为肿也，故当利其小便。以牡蛎为君，泽泻、海藻为臣，三味之咸，能入肾而泄水气；以葶苈、商陆为佐，以苦坚之；以天花粉之苦寒，蜀漆之酸寒为使，酸苦以泄其下而降湿肿也。"

由上方可以看出，牡蛎泽泻散主治大病后湿热壅滞，水道不通而致水肿，与尿毒症患者病机相似，但此方利水之药较峻，尿毒症患者脾肾俱虚不能耐受，故留牡蛎、泽泻、海藻，加首乌、丹参，去葶苈、商陆、天花粉、蜀漆。牡蛎，味咸，入肝经、肾经，可软坚散结，潜阳补阴，重镇安神，收敛固涩。《海药本草》曰："主男子遗精，虚劳乏损，补肾正气，止盗汗，去烦热，治伤寒热痰，能补养安神，治孩子惊痫。"牡蛎可以通过养阴，预防阴虚阳亢的发生，还可化痰而软坚散结，收敛固涩肾精。现代研究发现，牡蛎含18种氨基酸、肝糖原、B族维生素、牛磺酸和钙、磷、铁、锌等营养成分，常吃可以提高机体免疫力，素有"海底牛奶"之美称。牡蛎中所含的多种维生素与矿物质特别是硒，可以调节神经，稳定情绪。牡蛎含脂类虽少，但多为具有生理活性的复合磷脂、磷酸肌醇、二十碳五烯酸（EPA）、二十二碳六烯酸（DHA）等。这些成分都有防止动脉硬化、抗血栓及抗衰老作用。牡蛎所含糖分为糖原，能提高运动员的成绩，加速运动后疲劳的消除和体力的恢复。

《本草崇原》谓海藻："其味苦咸，其性寒洁，故主治经脉外内之坚结。……主通经脉，故治十二经水肿。人身十二经脉流通，则水肿自愈矣。"现代研究发现，海藻中含有的藻胶酸可防止血凝障碍，有止血、抗凝血、抗血栓、降血黏度、改善微循环的作用。海藻中含有大量能明显降低血液中胆固醇含量的成分，常食有利于维持心血管系统功能，海藻提取液蛋白多糖类可对抗各种病毒，其中包括艾滋病病毒和致癌的RNA病毒。

泽泻，味甘、淡，性寒，归肾经、膀胱经，长于利水渗湿，泄热通淋。《药品化义》曰："凡属泻病，小水必短数，以此（泽泻）清润肺气，通调水道，下输膀胱，主治水泻湿泻，使大便得实，则脾气自健也。因能利水道，令邪水去，则真水得养，故消渴能止；又能除湿热，通淋沥，分消痞满，透三焦蓄热停水，此为利水第一良品。"据现代研究，泽泻有利尿作用，能增加尿素和氯化物的排泄，对肾炎患者利尿作用更明显。对实验性高胆固醇血症家兔，其脂溶性部分有明显降胆固醇作用和抗动脉粥样硬化作用。丹参，味苦，性寒，入心经、肝经，长于活血化瘀，凉血清热除烦。何首乌，入肝经、肾经，生用润肠通便，解毒截疟。牛膝，味苦、甘、酸，入肝经、肾经，活血化瘀，补肝肾，利水通淋，引血下行。海藻、牡蛎味咸，入肾经，均有化痰散结的作用，丹参、牛膝可活血化瘀，清热，四者合用，通过去除经脉中的痰郁、湿热、瘀血而通利水道。现代研究也表明，四味中药具有明显的抗血栓、改善微循环的作用。海藻、牡蛎、丹参在通利水道基础上，用泽泻、牛膝可加强利水排浊之功，牛膝性善下行，引浊毒通过小便排出，同时用何首乌可润肠通便而解毒，使浊毒通过大便排出。又与君臣之药相合，于补中寓泻，防滋阴药之腻滞，又助阴之虚以生气。

（2）理气开窍泄浊。

首先，荆芥穗轻宣升散，长于解表祛风，可散血中之气滞，乃血中之风药，不管是活血还是利水，都需要理气开窍以泄浊，荆芥穗辛香清芳，可使诸药随芥穗轻灵流动而入诸窍，且可开毛孔通过汗液助泄浊。《景岳全书》曰："然水气本为同类，故治水者当兼理气，盖气化水自化也。"所谓"和血之法，实寓顺气之法也"。故加用荆芥穗行气助利水泄浊。其次，《傅青主女科》中有"荆芥穗通经络，则血有归还之乐"和"芥穗引败血出于血管之内"等论述。最后，在尿毒症发病的过程中，阴阳气血衰败，但补虚之品多难以消化，荆芥穗可使诸补药补而不壅滞，补而不碍胃。通过上面主要用药分析可以看出，本方治疗尿毒症，以熟地黄、黄芪、当归养阴中之水、脉中之气，以丹参、牡蛎、海藻、泽泻、首乌、牛膝以利阴中之滞，以荆芥穗通窍开宣肺气，牛膝引药下行。纵观全方，方中诸药合用，共奏益气滋阴、健脾温肾、化瘀降浊之功，组方标本兼顾，补泻同用，补虚不敛邪，祛邪不伤正，补中有散，散中有涩，升清降浊，补泄兼用，与脾肾气虚为本、浊邪留滞为标之病机相对应，为脾肾气阴亏虚症之良方。

（三）病案举例

刘某，男，72岁，2006年9月12日于门诊就医。患者有糖尿病病史18年，9年前开始应用胰岛素，现血糖控制良好，高血压病史3年，自服降压药控制良好。自2005年起，肾绞痛反复发作，进行过2次碎石治疗，2006年8月30日在某三甲医院做碎石治疗时，查出尿素氮18.7mmol/L，肌酐218.3μmol/L，尿酸383.5μmol/L，血糖12.58mmol/L。肾动脉造影：双肾对称性灌注降低，功能中度降低。出院后于门诊就医，症见：面色黧黑、腰酸，耳鸣，眼花，鼻塞，纳差，多汗，大便干，小便黄，下肢微肿，舌暗红，苔黄，脉弦数。诊断为消渴，考虑患者为气阴两虚、湿热内阻，治当益气养阴、祛湿清热、化浊。

处方：①单日，服熟地黄20g、山药30g、山茱萸10g、海藻30g、牡蛎30g、厚朴10g、丹参15g、荆芥穗10g、鱼腥草20g、柴胡15g、黄芩15g、党参20g。②双日，服金钱草30g、黄芪30g、当归5g、首乌30g、冬葵子15g、赤芍15g、牛膝15g、百合30g、车前子15g、石苇15g、琥珀10g、炙甘草5g。2006年9月28日复诊，上述症状有所减轻，下肢仍有微肿，舌暗红，苔黄，脉弦。肾功能检查：尿素氮8.9mmol/L，肌酐185μmol/L，尿酸456μmol/L，血糖8.54mmol/L。单日处方加桃仁10g，双日处方加益母草30g、猫爪草15g。此后，在上方基础上加减，至2007年3月20日，身体已无明显不适，复查尿素氮7.6mmol/L，肌酐168μmol/L，尿酸392μmol/L。现仍门诊随诊，病情稳定。2012年11月27日复查尿素氮7.6mmol/L，肌酐112μmol/L，尿酸384μmol/L，无明显不适。

（四）结语

罗仁教授认为，尿毒症先伤于气，后损于阴，随着病情的进展，出现脾肾亏虚，浊毒内蕴。因此，他主张治疗尿毒症应该病症结合，标本同治，以益气养阴、补血填精、理气散结、通窍泄浊为治法，采用牡蛎泽泻散合当归补血汤加味，可起到良好的临床效果。

（毕建璐　赵晓山　罗仁）

六、治疗慢性肾功能衰竭经验

慢性肾功能衰竭是由各种慢性肾脏疾病晚期肾功能减退引起的综合征。其病程漫长，并发症多，治疗费用高，常引起患者失望、焦虑、抑郁等不良情绪。早期临床治疗手段有限，尿毒症晚期的透析和肾移植手术又有低血压、感染、免疫抵抗等风险。根据慢性肾功能衰竭发病及发展过程中的临床表现和特点，慢性肾功能衰竭属于中医学的"水肿""关格""肾劳""癃闭""溺毒"等范畴。对慢性肾功能衰竭的治疗，尤其是对代偿期到尿毒症前期这一阶段及尿毒症透析后的生存质量下降问题，中医中药有着独特优势。以下是罗仁教授治疗慢性肾功能衰竭的经验整理。

（一）慢性肾功能衰竭的中医病因病机

慢性肾功能衰竭的发病原因复杂，归纳起来不外乎外感和内伤。由于先天禀赋不足，后天失养，内伤脏腑，导致脾肾虚弱，气化不利，升清降浊功能失职，清者不升而泄漏，浊者不降而内聚；外因主要是外感六淫和劳倦过度，常常促使病情加重，导致病情迅速恶化甚至死亡。对慢性肾功能衰竭的中医病因病机的特点，罗仁教授概括如下：

1. 肾气阴两虚是病机之本

《医宗必读·水肿胀满》曰："水虽制于脾，实则统于肾，肾本水脏，而元阳寓焉。命门火衰，既不能自制阴寒，又不能温养脾土，则阴不从阳而精化为水，故水肿之证多属火衰也。"肾气虚弱，失于温煦固摄，脾不摄精，肾不藏精，则精微下注，精微下注形成的蛋白尿、血尿又成为致病因素耗伤阴精，予激素、温阳利水药物治疗后更易使阴伤热盛。另外，水湿痰瘀等浊毒内蕴，郁而化热，加重气阴耗伤。可见，肾的气阴两虚是慢性肾功能衰竭的基本证型，这点已在相关研究中得到证实。故治疗应遵循益气养阴、补肾填精的原则，慎用温燥之品。

2. 浊毒内闭是其标

浊毒贯穿慢性肾功能衰竭的整个病理过程。浊毒的形成主要由于脾肾亏虚，气化不利，水液代谢失常，水聚成湿；湿邪停滞日久，蕴积成痰；"水不行则病血"，血行无力，滞而为瘀；水湿痰瘀堆积日久则成毒。《类证治裁》曰："痰浊随气升降，遍身上下，无处不到，在肺则咳，在胃则呕，在心则悸，在头则眩……"，这都是慢性肾功能衰竭的临床表现。浊毒上逆，则恶心呕吐，纳差；浊毒下注膀胱，则小便不利，癃闭；水瘀互结，则水肿顽固，面色黧黑晦暗，肌肤甲错。故本病的治疗，要注重解毒排毒、利湿泄浊、消痰化瘀，还要注意清郁热，保存阴精。

3. 外邪及劳倦是促进病程进展的重要因素

外感六淫、劳倦过度、外伤感染都是患者慢性肾功能衰竭病情加重甚至迅速恶化而死亡的重要诱因，尤其是风湿热邪，易耗气伤阴，更为凶猛。因此，应慎起居，避寒暑。此外，罗仁教授认为，"风为百病之长"，故在处方中加入宣肺祛风之品，既可以预防外邪入侵，又可以使浊毒从皮毛外泄；同时，肺与大肠相表里，宣肺也可以增强大肠排毒之功。

（二）慢性肾功能衰竭的辨治原则

1. 中西医结合进行微观辨证

慢性肾功能衰竭初期，仅有疲倦、乏力、纳差，或有发热的表现，缺乏典型症状，因此极易被忽视或误诊，故强调诊断应该在详问病史、搜集检查资料的前提下（慢性肾功能衰竭病史漫长，通常由"水肿""淋证""腰痛"等病证失治误治而来），引入现代中医微观辨证的研究成果，进行综合辨证。如进行尿常规、血常规、肾功能检查、肾脏B超等常规检查，辅助中医辨证。在诊断过程中，首先应明确是否存在慢性肾功能衰竭，严重程度如何，结合微观辨证，辨明证型，若见肌酐、尿素氮升高，虽无外在临床表现，仍可辨为浊邪内蕴。其次，要明确是原发性肾病还是继发性肾病。最后，应结合其他检查项目，明确是否有并发症存在。

2. 拟定综合治疗方案

当代的医学模式已经从生物医学模式转变为生物—心理—社会医学模式，治疗模式也向中西医结合个体化综合治疗模式发展。罗仁教授认为，医生的治疗不仅要关注疾病本身，更要关注患者整体生活质量的提高，给患者提供一套完整的治疗方案，满足患者的心理需求。故治疗时应从整体观念出发，分别给患者运动、饮食、心理指导处方及药物处方。运动处方包括建议早期患者每天坚持低强度有氧运动，如步行、快走、保健操、太极拳，以及腹部按摩、提肛运动等；饮食处方包括健康食谱、周一至周五每日一种煲汤的家庭汤水疗法等；心理处方包括帮助患者了解病情发展，接受疾病现实，建立战胜疾病的信心及帮助患者心情缓解。中西医药物处方中的中药处方不仅要针对降低肌酐、尿素氮等疾病指标，同时要兼顾患者生活质量，如适当加入改善睡眠质量的药物，使患者休息好，精神好，抵抗力增强，以利于疾病恢复。

3. 治疗方案实施时应因人因时因地而异，随机应变

诊治过程中要因人因时因地（简称三因）而给予不同治疗方案。首先，要因人而异。如对容易便秘的老年患者，胃肠不舒但不能泄泻过猛，可以考虑用何首乌、厚朴通泄大便；年轻女性患者易月经不调，活血化瘀考虑用益母草；中年妇女患者常被家庭琐事困扰，易肝气不舒，可考虑添加小柴胡汤类药物；中老年男性患者易肾虚腰痛，可予以六味地黄丸辅之。其次，要因时而异。春季易感风邪，可加防风、黄芪固护卫气；夏季易感暑热，加荷叶清暑

利湿；秋冬燥邪横行，加沙参、百合以益气滋阴润燥。再次，要因地而异。广东地区为湿热气候，患者更易气阴两虚，诊治过程应随时注意益气养阴清热，可酌加柴胡、黄芩、党参，既可益气养阴清热，又可疏肝理气。

（三）慢性肾功能衰竭的治法方药

1. 益气养阴，补肾填精

就慢性肾功能衰竭的病因病机而言，肾气阴两虚和湿浊毒邪内闭互为标本，贯穿整个病变过程，其病性为本虚标实之证，治疗应以扶正为本。脾主运化，肾主开阖，气化有度，浊毒得排。本病形成过程中，脾肾气化功能减退甚至衰败导致阴精外泄，水湿毒邪作为病理产物又成为致病因素，进一步耗气伤阴。故益气养阴是本病的基本治则，而肾藏精，精化气，精血同源，补肾填精则气血阴液充足。其中，益气首选黄芪，其味甘，性温，归脾经、肺经，具有健脾补中、升阳举陷的功效，又可益卫固表、利尿，防止外邪入侵。现代研究也证明黄芪可以抗疲劳，有明显利尿作用，能消除实验性肾炎蛋白尿，改善贫血，还可以通过抑制成纤维细胞增殖，延缓肾间质纤维化，从而保护肾功能。临床可配伍当归，意取当归补血汤，益气生血；补肾填精首选熟地黄，补血养阴，填精益髓，可配伍淮山药、山茱萸、枸杞子，取六味地黄汤之意。

2. 解毒排毒，宣肺泄浊

患者外感风湿热邪，内伤致气化无力，湿浊内蕴，内外湿邪内闭于血，蕴久成毒，郁而化热，耗气伤阴。湿浊毒邪既可以是病理产物，也可以是进一步促进病情恶化的致病因素，若弥漫三焦，泛溢肌肤可出现水肿；阻遏中焦，升降失调则恶心呕吐；下注膀胱则小便短数，甚则癃闭。因此利湿泄浊，解毒排毒要贯穿慢性肾功能衰竭治疗之始终。解毒，是指清热利湿解毒，即消除湿浊毒邪及郁热之邪，可用藿香、佩兰以化湿，鱼腥草、白花蛇舌草、泽泻、葶苈子以清热利湿。另可配伍牡蛎。牡蛎味咸，性寒，归肝经、肾经，滋阴潜阳，软坚散结，重镇安神，既可敛肾精以增熟地黄、山药补肾填精之功，又可防止肝阳过亢，同时可安神定志使患者心态稳定，利于疾病的转归。现代研究证实，牡蛎主要含碳酸钙，对慢性肾功能衰竭钙磷失衡有一定疗效，又取《伤寒论》牡蛎泽泻散之意。排毒，是指通过通大便、利小便的方法使浊毒之邪从下排出。何首乌润肠通便，解毒，使湿浊毒邪从肠道排出，现代药理研究证实其可以提高免疫力，降血脂；大黄味苦，性寒，泻下攻积，清热解毒，活血化瘀，还有利尿作用，在实验性肾功能不全动物模型中给予大黄，可减轻蛋白尿，降低尿素氮，因此，排毒可用何首乌、大黄，另可配合泽泻、茯苓、厚朴等调理脾胃气机升降之枢，通下焦净府，使湿浊毒邪从膀胱排出。同时，还应注意开宣肺气，泄腠理。因肺主治节，通调水道，与大肠相表里；肺气滞，失于宣降，则秽浊毒邪不能上排于汗液，下行于膀胱，还影响肠道排泄。另外，肾与皮毛腠理、肾气与卫气密切相关，通过宣肺疏泄腠理可助肾气化，排出毒邪。再次，开宣肺气，调理营卫，可去在表之残留的风邪，与益气固表之黄芪合用，防御外邪入侵，减小病情加重概率，对延缓慢性肾衰竭的进程有重大意义。因此，罗仁教授强调，宣肺是重要的临床治疗原则之一，药物可选用荆芥、防风、桑叶、麻黄等轻清宣散之品。

3. 消痰化瘀

痰本乎湿，肺脾肾气化失常，湿浊内闭，成痰成饮；同时，久病入络，湿热毒邪内蕴于血，气阴两虚，导致气血运行不畅，瘀血内停，两者作为病理产物又作为致病因素进一步阻滞气血运行，影响水液代谢。因此，慢性肾功能衰竭的治疗离不开消痰化瘀。海藻咸寒，消痰软坚，利水消肿，可作为治疗慢性肾功能衰竭的重要药物。活血化瘀首选丹参，也可选用川芎、红花等，这些中药成分都具有活血化瘀、抑制血小板聚集、降低血液黏度、改善微循环、增加肾血流量的作用。

4. 肾病Ⅲ号方

基于以上理论和多年临床实践，罗仁教授总结出肾病Ⅲ号方，作为治疗慢性肾功能衰竭的经验方。此方既适用于慢性肾衰竭代偿期到尿毒症前期，又适用于尿毒症透析后的生存质量下降问题。药用海藻30g，黄芪30g，丹参20g，熟地黄20g，煅牡蛎30g，鱼腥草30g，荆芥穗10g。方中海藻为君，黄芪、熟地黄补肾健脾，益气养阴为臣。牡蛎、丹参、鱼腥草、荆芥穗共为佐。

（四）病案举例

刘某，男，48岁，2011年3月3日来诊。自诉发现蛋白尿4年，被诊断为慢性肾功能衰竭。精神较差，焦虑不安。现腰酸乏力，纳差呕吐，嗳气，无皮肤瘙痒，小便2 500mL左右，大便正常，舌红，脉弦。肾功能检查：尿素氮14.2mmol/L，肌酐347μmol/L，尿酸765.1μmol/L。辨证属脾肾亏虚，浊邪内蕴。考虑患者未进入失代偿期，在常规西医降压、降脂、抗贫血、控制蛋白尿等治疗的基础上，可采用以下综合方案。

（1）心理处方：①调节心态，告知患者此病是可以治疗的，不会危及生命。②此病属于慢性疾病，需要长期治疗，可延缓病情进展，治疗不会影响日常生活。③通过放松疗法、娱乐疗法等改变心态，树立信心。

（2）运动处方：①坚持慢跑、快走等休闲运动，不要做打球等过于激烈的项目，以自我感觉舒适为宜。②坚持腹部按摩，顺时针、逆时针各100次，保持气机通畅，大便通利。③坚持提肛运动，有规律地收提和放松肛门，每日100次，可以有效升提阳气，改善局部血液循环，提升肛门括约肌功能。

（3）饮食处方：①清淡低脂优质蛋白饮食，八分饱即可。②推荐食谱：西芹（可以降低血压）、百合（内含秋水仙碱，可降低尿酸）、木耳、瘦猪肉、鸡肉、黑豆、山药、薏苡仁等。③保健靓汤：海藻30g，黄芪30g，山药30g，百合30g，熟地黄20g，这5种中药，周一到周五每日一种，加适量的瘦猪肉或鸡肉煲汤，病情稳定后可以和中药汤剂交替使用。

（4）中药处方：药用黄芪30g，当归5g，熟地黄20g，海藻30g，煅牡蛎30g，鱼腥草30g，白花蛇舌草30g，丹参20g，荆芥穗10g，法半夏10g，陈皮10g，厚朴10g，何首乌30g。每日1剂，水煎服，早晚温服。2011年3月20日复诊，症状减轻，焦虑缓解，面色好转，继续服用上药2周，无明显不适，复查肾功能：尿素氮8.9mmol/L，肌酐153μmol/L，尿酸545μmol/L。现患者坚持中医门诊治疗，中药处方和保健靓汤交替服用，肾功能各项指标比较稳定，嘱其慎起居，避寒暑，坚持中西医结合治疗，定期复查。

（程静茹　毕建璐　赵晓山　罗仁）

七、黄芪牡泽汤的应用经验

（一）黄芪牡泽汤组成

黄芪30g，煅牡蛎30g，海藻30g，鱼腥草30g，当归5g，葶苈子15g，泽泻15g，陈皮10g。

（二）黄芪牡泽汤来源

黄芪牡泽汤主要是由汉代张仲景《伤寒论·辨阴阳易瘥后劳复病脉证并治》牡蛎泽泻散、《金匮要略》葶苈大枣泻肺汤和明代李东垣《内外伤辨惑论》当归补血汤合方化裁而来。罗仁教授曾师从广州中医药大学何汝湛教授（《金匮要略》专家，1911—1996），在跟随何老学习中，他发现何老经常使用牡蛎、海藻两味中药治疗肾脏疾病，百思不解，遂询问何老此药何意。何老指点其仔细阅读《伤寒论》，罗教授在"辨阴阳易瘥后劳复病脉证并治第十四"一章中，阅读至"牡蛎泽泻散"时才理解何老用药之意。"大病瘥后，从腰以下有水气者，牡蛎泽泻散主之。牡蛎（熬）、泽泻、蜀漆（暖水洗，去腥）、葶苈子（熬）、商陆根（熬）、海藻（洗，去咸）、天花粉（各等分）。"何老在临床应用中常将济生肾气丸中车前子和牛膝化裁与牡蛎泽泻散配伍使用。罗仁教授根据多年临床经验对药物配伍进行调整，传承创新，最终形成临床效果更为显著的黄芪牡泽汤。

（三）黄芪牡泽汤方解

黄芪牡泽汤以黄芪为君药。明代李时珍《本草纲目》有云：黄芪"气味甘、微温、无毒。主治：小便不通，酒后黄疸，白浊，萎黄焦渴"。在此运用黄芪取其益气固表之功效，主治慢性肾脏病后期患者体质虚弱气虚所致的乏力、下肢萎软无力。以海藻、煅牡蛎、鱼腥草散结解毒，共为臣药。《本草纲目》中记载：海藻"气味苦、咸、寒、无毒；项下瘰疬，蛇盘瘰疬、头项交接"。牡蛎"咸、平、微寒、无毒：主治：心脾气痛、有痰，疟疾寒热，气虚盗汗"。鱼腥草"辛、微温、有小毒；主治：背疮热肿，痔疮肿痛，疔疮作痛"。此三味药能软坚散结解毒，治疗肾脏疾病后期因肾功能不全、尿少尿闭导致的湿浊毒邪内蕴难以排出。而海藻入药前应先"洗，去咸"，体现了两千年前中医大家的智慧，也许是最早的水肿病"忌盐"的记载，暗合了现代医学肾脏疾病患者应低盐低钠饮食、保护肾脏的临床思路，也体现了古代中医应用海洋药物治疗肾脏病的智慧；当归、葶苈子、泽泻，活血利水，共为佐药。当归，补血活血，配合黄芪调节患者久病所致的气虚血瘀；葶苈子、泽泻，利水消肿，治疗患者肾功能减退所致的下肢水肿、按之如泥见症。最后，以陈皮为使药，汉代《神农本草经》有记载，陈皮"味辛,温。主胸中瘕热逆气,利水谷。久服去臭,下气,通神"。本方中取陈皮理气和胃之功效,调理气机,降逆止呕,健脾化湿,使后天之本生化有源。

以牡蛎泽泻散、葶苈大枣泻肺汤合当归补血汤化裁,共同治疗肾脏疾病。方中牡蛎泽泻散应用于"大病瘥后,从腰以下有水气者",故以牡蛎、海藻软坚行水;泽泻、葶苈子泻肺利水;四药合用,共成逐水消肿之功效。葶苈大枣泻肺汤在《金匮要略》中主治"肺痈,喘不得卧,葶苈大枣泻肺汤主之",该方主要用于患者肺部胀满咳喘,方中主要以葶苈子泻肺利水以消肿。当归补血汤在《内外伤辨惑论》有记载:"治肌热,燥热,口渴引饮,目赤面红,昼夜不息,其脉洪大而虚,重按全无。"在本方的临床应用中,患者苦于疾病久矣,素正气亏虚,故将当归补血汤中黄芪、当归进行化裁,以扶助患者之正气对抗病邪。方中当归补血活血,润肠通便;黄芪补气利尿消肿;二药配伍相辅相成。"血为气之母,气为血之帅",方中黄芪与当归比例为6∶1,大补元气,取补气以摄血之意。

(四)黄芪牡泽汤功效

益气养血,软坚散结,利水解毒,攻补兼施。本方主要用于以气血亏虚,久病体虚;脾肾亏虚,下焦水邪泛滥;肾脏气化不利,气机失常,浊毒瘀阻为主要病因的肾脏疾病。其病机为气血两虚,浊毒内蕴,水湿内停;辨证要点为虚、毒、水。

(五)黄芪牡泽汤适应证

1. 慢性肾脏病

这是指由多种因素导致的肾脏结构或功能进行性损伤,临床症状复杂,持续时间大于3个月,最终可进展至终末期肾病,预后往往较差。起病隐匿,呈慢性进展,最终出现肾小球硬化和间质纤维化改变,临床上可表现为蛋白尿、血尿、水肿、高血压及肾功能不全等。根据其发病特点和临床表现，在中医学可归于"水肿""腰痛""癃闭""关格"等范畴。慢性肾炎综合征是慢性肾脏病的主要病证之一。慢性肾炎综合征是一种常见的原发肾小球疾病，肉眼血尿、镜下血尿或中等量蛋白尿为主要临床表现，部分患者伴有不同程度的高血压和水肿症状，临床治疗以消除或是减少蛋白尿为主。该病在中医学常归属于"尿浊"，在中医上常有水湿浊邪瘀阻导致，治宜泌别清浊，利水通淋，通泄浊邪。而慢性肾脏病进展至后期肾功能破坏，毒素蓄积，水液代谢失调，导致水肿；用黄芪牡泽汤以利水解毒，调节肾脏功能。

2. 慢性肾功能不全

这是一种以代谢产物潴留，水电解质及酸碱代谢失衡为特征的临床综合征，在不同年龄段均可发病，是影响患者机体功能甚至导致死亡的严重慢性疾病，该病在中医学中常归属于"癃闭"。慢性肾功能不全进展至晚期，多转归为慢性肾衰竭。慢性肾衰竭是因各类原发性或继发性慢性肾脏病引起肾脏结构、功能持续性破坏而演变出的一系列复杂症状及以代谢机能失衡为主要表现的临床综合征。临床表现主要为胃肠道反应、水电解质失衡、内分泌失调、肾性骨营养不良、糖脂质维生素代谢紊乱等。慢性肾衰竭在中医学上常见于"关格""虚劳""溺毒"，病久入络化瘀，水湿、浊毒、瘀血相互胶着，郁久则成尿毒，壅塞三焦，弥漫脏腑，脏腑衰弱，引起气机升降出入失司，清阳难以承上，浊阴下泄无路。在治疗中，应排泄三焦湿浊毒邪，调节气机，利尿通淋，使浊阴下泄有方。

3. 高尿酸血症

这是一种由嘌呤代谢异常而引起的代谢性疾病，包括尿酸的产生过多和排泄减少。该病的病理机制也由代谢失调引起，故用黄芪牡泽汤以调节毒素在体内的代谢。

4. 糖尿病肾病

这是由糖尿病引起的肾脏疾病，属于糖尿病最常见的微血管并发症。糖尿病肾病是代谢紊乱性疾病，由于糖尿病引起脂质、糖的代谢失调并在体内蓄积，波及肾脏引起糖尿病肾病，治宜以黄芪牡泽汤排泄肾脏难以代谢的毒素，从而保护肾脏功能。

（六）黄芪牡泽汤临床加减

黄芪牡泽汤的临床应用并非一成不变，而应随患者病情进行加减。牡蛎泽泻散原方中，商陆根通腑泻下利水、解毒散结，天花粉清热泻火、消肿排脓，但因商陆根有毒性，故罗教授用制何首乌代替，何首乌通腑化浊降湿，兼具商陆根、天花粉二者的功效；而何汝湛教授则常将济生肾气丸中车前子、牛膝进行化裁，取车前子清热利尿、渗湿通淋，牛膝引血下行之功效。

因方中主治证候为水湿内停、浊毒内蕴，水液邪毒凝结，聚而为肿。临床中排泄体内毒素的方法不外乎二便、呼吸、皮肤，因此，临床用药加味中常根据以上途径加味用药，祛除水液邪毒。透表解毒用麻黄、葛根、桂枝、荆芥穗加味，呼吸道宣肺利水排毒加味杏仁、桃仁，利水排毒用葶苈子，通腑排毒则用制何首乌。杏仁宣发肺气，荷叶升发清阳此为升，何首乌润肠通腑此为降，升降配伍，共同排毒泄浊，调节脏腑。

《素问·汤液醪醴论》关于"水肿"有这样的论述："平治于权衡，去菀陈莝……开鬼门，洁净府。"故罗教授以丹参活血祛瘀，当归活血止痛，"去菀陈莝"以祛毒邪；杏仁、荆芥穗宣肺解表，散风利水，以"开鬼门"透毒；昆布佐助葶苈子、泽泻，软坚散结，利水消肿以"洁净府"。

在临床应用中，罗教授亦根据患者复合疾病、症状、体质、化验指标进行加减。

1. 随复合病加减

患者伴随痛风者，加百合、茵陈，清利湿热，减轻痛风发作；伴随糖尿病者，用知母、山药，滋阴降火，养阴清热，治疗阴虚消渴；伴随高血压者，用牛膝、丹参、车前子，活血利水，降低血压；伴随肾结石者，用百合、金钱草、冬葵子，利尿通淋、排石。

2. 随症加减

皮肤瘙痒，用荆芥穗，透疹祛风止痒；口干、口臭，用藿香、黄连，芳香化浊，清利胃肠湿热；恶心，用法半夏、陈皮，燥湿化痰，理气和胃；便秘，用杏仁、桃仁、熟地黄、制何首乌，润肠通腑；失眠，用酸枣仁、百合，养心安神；腹泻、便溏，用白术，燥湿健脾；水肿，用牛膝、车前子，利尿通淋。

3. 随体质加减

湿热体质患者加茵陈、青蒿，清利湿热；阴虚体质患者用山茱萸、石斛，疏清虚热、补益肝肾；阳虚体质患者，用桂枝、制附子，温通经脉，散寒止痛；肝郁体质患者用柴胡，疏肝解郁，调理气机；脾虚体质患者加白术、山药，燥湿健脾；女性则加益母草，活血调经。

4. 随化验指标加减

尿酸高，加百合、茵陈、山药以降尿酸；蛋白尿加益母草、白术、菟丝子，燥湿化浊，补肾益精；血尿加侧柏叶、荷叶，凉血止血；白细胞升高（尿路感染）加鱼腥草、白花蛇舌草，清热解毒。

（七）黄芪牡泽汤验案举隅

病例1

陈某，男，49岁。

初诊时间：2018年11月16日。

主诉：发现蛋白尿6年余，血肌酐升高2年余。

现病史：6年余前发现蛋白尿，长期在外院就诊治疗，2年余前发现血肌酐升高，外院诊断为慢性肾衰竭、高血压病、2型糖尿病。2018年8月29日查肾功能提示：肌酐528.2μmol/L，尿酸824μmol/L，尿素氮20.2mmol/L。尿蛋白微量，尿红细胞微量。2017

年1月查双肾B超提示：双肾实质回声稍增强。

刻下见：平素易疲劳、乏力，尿中少量泡沫，纳眠可，二便调，舌淡胖，齿印，苔黄微腻，脉沉弦。体征及辅助检查：心、肺、腹无异常。

既往史：糖尿病、高血压病，规律服用药物治疗，具体不详。

中医诊断：虚劳（脾肾气虚兼湿浊内阻）。

西医诊断：①慢性肾脏病。②2型糖尿病。

辨病辨证分析：患者以疲劳乏力为主症，辨病为虚劳。患者久病体虚，伤及脾肾，脾虚清阳不升，湿浊内生，故见疲劳乏力、肾虚气化不力，故见尿有泡沫，肌酐、尿酸升高，舌淡胖、有齿印，苔黄微腻，脉沉弦。辨证为脾肾气虚兼湿浊内阻。

治法：健脾补肾，化湿降浊。

方药：黄芪牡泽汤（随证加减）。

海藻30g，黄芪30g，丹参20g，熟地黄20g，煅牡蛎30g，鱼腥草30g，荆芥穗10g，荷叶10g，百合15g，葶苈子5g，何首乌30g，苦杏仁10g，白术10g。

共7剂，每日1剂，水煎服。

医嘱：清淡饮食，情志舒畅，适当运动。减轻体重，控制血压、血糖。

病例2

林某，男，58岁。

二诊时间：2021年5月10日。

主诉：发现蛋白尿、肌酐升高8个多月。

现病史：8月前外院发现肌酐239.72μmol/L，尿蛋白（+++），未诉特殊不适，现服用海昆肾喜胶囊、尿毒清及自服中药治疗。2021年3月8日查肾功能提示：肌酐269μmol/L，尿蛋白（+++），尿潜血（−），未见下肢浮肿，偶感腰酸，面色无华，舌淡红，苔腻，脉沉缓。

刻下见：病情稳定好转，查肌酐261μmol/L，尿素氮22.51mmol/L，纳眠可，二便调，舌质红，脉弦细。

体征及辅助检查：心、肺、腹无异常。

既往史：糖尿病病史10余年，高血压病，需规律服用药物治疗。

中医诊断：尿浊（脾肾气虚兼湿浊内阻）。

西医诊断：糖尿病肾病。

治法：健脾补肾，化湿降浊。

方药：黄芪牡泽汤（随证加减）。

海藻30g，黄芪30g，熟地黄20g，煅牡蛎30g，鱼腥草30g，荆芥穗10g，益母草30g，青蒿20g，侧柏叶30g，百合30g，葶苈子10g，何首乌20g，苦杏仁10g，白术10g，牡丹皮15g，地骨皮30g。

共14剂，每日1剂，水煎服。

医嘱：清淡饮食，情志舒畅，适当运动。减轻体重，控制血压血糖达标。

病例3

钟某，男，63岁。

复诊时间：2021年5月10日。

主诉：发现尿酸、肌酐升高6个多月。

现病史：2020年12月9日，外院B超提示右肾结石7mm×5mm，前列腺肥大。大便干，夜尿频，舌淡红，脉细。2021年4月24日，肌酐145.4μmol/L，尿酸531μmol/L，胱氨酸抑素C 1.49mg/L，β2微球蛋白3.34mg/L。舌淡红，脉弦细。

刻下见：平素易疲劳、乏力，查血尿酸557.4umol/L，纳眠可，二便调，舌淡胖，齿印，脉沉弦。

体征及辅助检查：心、肺、腹无异常。

中医诊断：虚劳（脾肾气虚兼湿浊内阻）。

西医诊断：高尿酸血症。

治法：健脾补肾，化湿降浊。

方药：黄芪牡泽汤（随证加减）。

海藻30g，黄芪30g，熟地黄20g，煅牡蛎30g，鱼腥草30g，荆芥穗10g，百合30g，茵陈30g，青蒿20g，白术10g，金钱草30g。

共14剂，每日1剂，水煎服。

医嘱：清淡饮食，情志舒畅，适当运动。

病例4

陈某，男，48岁。

初诊时间：2021年4月27日。

主诉：慢性肾脏病7年，下肢水肿。

现病史：白蛋白/球蛋白比值56.62，血肌酐1376μmol/L，肾小球滤过率3.23mL/min，尿蛋白浓度1 121.0g/L。B超显示肾脏缩小。既往服用：碳酸氢钠片、复方α-酮酸片。

刻下见：下肢浮肿，踝关节肿痛，疲劳乏力少气，腹胀，肠鸣音亢进，大便溏，小便1 500mL，恶心呕吐，口中有尿素味，舌淡红，苔滑腻，脉弦滑。

既往史：慢性肾脏病5期、痛风、高尿酸血症、慢性肾炎综合征。

中医诊断：虚劳（脾肾气虚兼湿浊内阻）。

西医诊断：慢性肾脏病。

治法：健脾补肾，化湿降浊。

方药：黄芪牡泽汤（随证加减）。

海藻30g，黄芪30g，昆布30g，丹参20g，熟地黄20g，煅牡蛎30g，鱼腥草30g，荆芥穗10g，荷叶10g，百合30g，葶苈子15g，何首乌30g，苦杏仁10g。

共7剂，每日1剂，水煎服。

医嘱：清淡饮食，情志舒畅，适当运动。

（骆亮璞　钟天宇　罗仁　聂晓莉）

八、肾虚证的防治

（一）肾虚证的定义与标准

1. 定义

什么叫肾虚证？1987年版《中医大辞典·内科分册》肾虚证中称"指肾气、肾阴、肾阳不足所致的各种证候"。从诊断学角度分析肾虚证，肾为脏腑定位概念，虚则不足为定性概念，证即证型、证候，故肾虚证是由于肾功能不足而引起的虚弱性证候。

2. 诊断标准

（1）1986年全国中西医结合虚证与老年病专业委员会修订标准，肾虚证主症6项为：

腰脊酸痛；胫酸膝软或足跟痛；耳鸣或耳聋；发脱或齿摇；尿后有余沥或失禁；性功能减退、不育或不孕。具备主症3项或3项以上者即为肾虚证。

（2）1997年国家技术监督局发布《中医临床诊疗术语》（国家标准GB/T16751.2-1997）：

①肾阳虚证。主症：腰膝酸软，性欲减退，畏寒肢冷。次症：精神萎靡，夜尿频多，下肢浮肿，动则气促，发槁齿摇，舌质淡苔白，脉沉迟，尺无力。具备主症2项，次症2项，即可确诊。

②肾阴虚证。主症：腰膝酸软，五心烦热。次症：眩晕耳鸣，或耳聋，口燥咽干，潮热盗汗，或骨蒸发热，形体消瘦，失眠健忘，齿松发脱，遗精，早泄经少，经闭，舌质红、少津，少苔或无

苔，脉细数。主症具备2项（腰膝酸软必备），次症至少具备2项以上者即可确诊。

（二）自然人群肾虚证的发病率

1991年5月，课题组在广东省东莞市调查了18岁以上成人2 821人，符合肾虚证辨证参考标准者97人，患病率为3.43%，此外，课题组还调查了对上海市长宁区程桥街道2 137名60岁及以上的常住健康老年人，结果发现：老年人肾虚证发生率为78.80%，且呈增龄性增加。如下所示：

在性别方面：男性以肾阳虚、肾气虚居多；女性以肾阴虚居多；无论男女，肾精虚衰均占首位。

对2 598例60岁或60岁以上的老年人进行流行病学调查结果发现，发生比例较大的10个症状是：齿松发脱（9.51%），夜尿频（4.58%），健忘（3.81%），失眠（3.62%），便秘（3.39%），耳聋（3.08%），久病不愈（2.96%），耳鸣（2.77%），畏寒冷（2.62%），行动不便（2.27%）。

综上所述，肾虚证的特点有：患病率高，无性别差；6项主症，腰痛为多；肾虚程度，轻重不同；年龄增长，肾虚递增；复合虚证，五脏相关；肾虚病因：倦、湿、老、病。

（三）疾病人群肾虚证的发病率

在整群抽样的1 000例住院患者中，符合肾虚证辨证标准的有140例，患病率（现患率）为14%，其中：

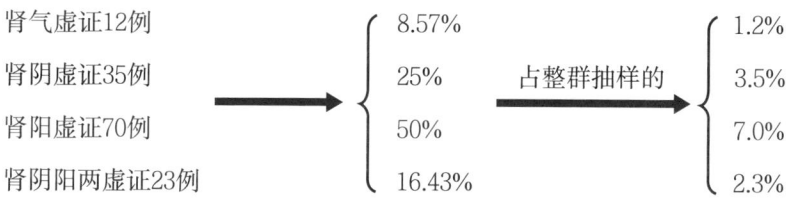

肾气虚证12例	→	8.57%		1.2%
肾阴虚证35例		25%	占整群抽样的 →	3.5%
肾阳虚证70例		50%		7.0%
肾阴阳两虚证23例		16.43%		2.3%

由此可看出，肾虚证的患病率高，纯肾虚少；分布广泛，偏于肾系；病有急慢、器质病多；证有复合，每多兼夹。

（四）肾虚证相关的现代疾病

笔者曾调查140例内科住院肾虚证患者的西医诊断，分布于10个系统57个现代内科疾病诊断。文献统计显示，临床各科有120种西医疾病可出现肾虚并可采用补肾方药治疗。

（五）肾虚证的分类

（1）按肾虚证标准分类：可疑肾虚证（具备2项主症）、肯定肾虚证（具备3项或3项以上主症）。

（2）按肾虚证严重程度分类：轻度肾虚证、中度肾虚证、重度肾虚证。

（3）按病程分类：急性肾虚证、慢性肾虚证。

（4）按起病方式分类：原发性肾虚证、继发性肾虚证。

（5）按病因学分类：情志失调性肾虚证、劳累性肾虚证、饮食失调性肾虚证、外感后肾虚证、医源性肾虚证、先天性肾虚证、老年性肾虚证。

（6）按病理生理分类：功能性肾虚证、器质性肾虚证。

（7）按证候构成分类：单纯性肾虚证、复合性肾虚证。

（8）按肾的主体功能分类：肾气虚证、肾气不固证、肾不纳气证、肾精不足证、肾阴虚证、肾阳虚证、肾阳虚水泛证、肾阴阳两虚证。

（9）临床分类法。

①肾阴虚证类：肾精不足证、肾血虚证、肾阴虚证、肾阴虚火旺证、热耗真阴证、肾阴虚风动证、邪留阴分证、心肾不交证、肺肾阴虚证、肝肾阴虚证、暑伤心肾证、肾阴虚肝郁证、肾阴虚痰浊证、肾阴虚血瘀证、肾阴虚水停证、肾阴虚湿热证。

②肾阳虚证类：肾气虚证、肾气不固证、肾不纳气证、肾阳虚证、心肾阳虚证、脾肾阳虚证、肺脾肾阳虚证、脾肾虚寒滑脱证、肾阳虚膀胱虚寒证、肾阳虚厥脱证、肾阳虚外寒证、肾阳虚寒湿证、肾阳虚阴盛证、肾阳虚水泛证、肾阳虚痰浊证、肾阳虚血瘀证。

③肾阴阳两虚证：脾肾气阴两虚证、肾阴阳两虚证、肾衰水毒上泛证。

（六）肾虚证的补肾三十法

（1）补肾益气法：金匮肾气丸。

（2）补肾纳气法：七味都气丸。

（3）固肾涩精法：金锁固精丸。

（4）补肾填精法：河车大造丸。

（5）滋阴补肾法：六味地黄丸、左归饮。

（6）滋阴降火法：知柏地黄丸。

（7）温阳补肾法：金匮肾气丸、右归饮。

（8）温肾散寒法：右归丸。

（9）温肾利水法：真武汤。

（10）滋肾利湿法：猪苓汤。

（11）温阳养阴补肾法：右归饮、右归丸。

（12）滋养肝肾法：杞菊地黄丸。

（13）滋养肺肾法：麦味地黄丸。

（14）温补脾肾法：附子理中汤。

（15）温补心肾法：桂枝甘草龙骨牡蛎汤。

（16）交通心肾法：黄连阿胶汤。

（17）引火归原法：交泰丸合二至丸。

（18）益气养阴健脾补肺法：四君子汤合六味地黄丸。

（19）温阳固肾健脾补肺法：右归饮合大补元煎。

（20）养阴透热法：青蒿鳖甲汤。

（21）滋补真阴法：加减复脉汤。

（22）补肾化痰法：金水六君煎。

（23）补肾解郁法：四逆散合六味地黄汤。

（24）补肾化瘀法：肾气丸合桃红四物汤。

（25）补肾滋血法：肾气丸合四物汤。

（26）温肾固涩法：桃花汤。

（27）温肾回阳救逆法：四逆汤、附子理中汤。

（28）温肾解表法：附子汤或麻黄附子细辛汤。

（29）补肾祛湿法：肾着汤或六味地黄汤合四妙散。

（30）温肾暖胕法：桑螵蛸散。

（七）常用补肾中药

（1）补肾填精药：鹿茸、桑椹、何首乌、阿胶、紫河车、当归、熟地黄、黑芝麻。

（2）滋补肾阴药：枸杞子、黄精、山药、石斛、黑豆、女贞子、墨旱莲、冬虫夏草、天冬。

（3）补益肾气药：菟丝子、杜仲、续断、狗脊、核桃仁、山茱萸、五味子、益智仁、覆盆子、牛膝、五加皮、人参。

（4）温补肾阳药：附子、肉桂、淫羊藿、仙茅、肉苁蓉、蛇床子、锁阳、巴戟天、补骨脂、蛤蚧。

（5）固肾涩精药：芡实、金樱子、桑螵蛸、沙苑子、蒺藜、龙骨、牡蛎、莲子。

（6）清泻肾火药：黄柏、牡丹皮、知母、地骨皮、生地黄、玄参、龟板、鳖甲。

（八）常用补肾方剂

（1）固肾气方：金锁固精丸、茯菟丸、桑螵蛸散、缩泉丸、水陆二仙丹、三才封髓丹、五子衍宗丸、龟鹿二仙膏、菟丝子丸、青娥丸。

（2）补肾阴方：六味地黄丸、左归饮、二至丸、大补阴丸、滋肾丸、一贯煎、虎潜丸、当归六黄汤、延寿丸、百合固金汤、加减复脉汤、柏子养心丸、七宝美髯丹、益寿地仙丸、金水六君煎。

（3）补肾阳方：肾气丸、济生肾气丸、十补丸、右归饮、四神丸、真人养脏汤、附子理中丸、附子汤、四逆汤、参附汤、回阳救急汤、六味回阳饮、真武汤、地黄饮子、金刚丸。

（九）讨论与体会

1. 肾虚证的临床治疗对策

《素问》："虚则补之。"

《难经》："损其肾者，益其精。"

《医宗必读》："治先天根本，则有水火之分。水不足者，用六味丸，壮水之源以制阳光；火不足者，用八味丸，益火之主以消阴翳。"

《素问》："其知道者，法于阴阳，和于术数，饮食有节，起居有常，不妄作劳，故能形与神俱，而尽终其天年，度百岁乃去。"

2. 肾虚证的临床治疗方案

（1）保持身心愉快（心理调摄）。

（2）坚持适度运动，避免过度劳累。

（3）坚持清淡饮食，少吃刺激性食品。

（4）合理应用补肾饮食疗法以辅助。

（5）辨证选择补肾中成药。

（6）中药汤剂疗法。

（7）适当选择其他疗法。

3. 罗氏阴阳单双日疗法

单日疗法（1方）：滋补肾阴为主，逢单日水煎服1剂，熟地黄

24g、山茱萸12g、山药12g、柴胡10g、丹参15g、泽泻9g。

双日疗法（2方）：温补肾阳为主，逢双日水煎服1剂，菟丝子24g、黄精12g、肉苁蓉24g、党参15g、鹿角霜10g、金樱子15g、陈皮10g。

4. 罗氏食疗简易方

依肾阴虚、肾阳虚之不同，每日任选一方，加适量瘦肉、猪脊骨或鸡肉等煲汤，作为食疗以辅助。

（1）肾阴虚为主食疗方：黄精30g、枸杞子30g、石斛15g、芡实30g。

（2）肾阳虚为主食疗方：杜仲30g、高丽参10g、肉苁蓉20g、鹿茸5g。

5. 肾虚主症的处理

（1）健忘：①适当运动。②记事卡片（胸卡）。③陪伴/沟通。④枸杞子20g煲汤。

（2）头晕（眩晕）：①安全活动。②劳逸结合。③天麻10克、川芎5克煲汤。

（3）耳鸣：①耳部按压/按摩。②放松。③石菖蒲10克煲汤。

（4）脱发：①放松。②扣头（梳头）。③吃核桃、何首乌。④侧柏叶洗头。

（5）牙齿松动：①口腔卫生。②叩齿咽津。③多吃核桃。

（6）便秘：①多饮水。②多吃果蔬。③腹部按摩。④何首乌煲汤。

（7）慢性腹泻：①运动，改善体质。②治疗慢性胃肠病。③党参、山药、芡实煲汤。

（8）夜尿频/遗尿/小便余沥：①晚间少喝水。②提肛运动。③金樱子30g、酸枣仁30g煲汤。

（9）失眠：①起居有常。②放松心情。③心理暗示。④酸枣仁30g、百合30g煲汤。

（10）下肢无力/行动不便/足跟痛：①安全活动/陪护。②温水泡足。③杜仲30g煲汤。④按摩。

（11）形寒怕冷（阳虚）：①多运动/活动。②加强营养（温补）。③调节心理。④中成药用金匮肾气丸口服。

（12）五心烦热（阴虚）：①平静心态。②少吃燥热食品。③清淡饮食。④保持二便通畅。⑤中成药用知柏地黄丸口服。

（13）腰部酸痛：①适度活动。②腰部按摩。③杜仲煲汤。④多吃核桃。

（14）肾结石/痛风肾：①多饮水。②金钱草30g、百合30g煲汤。③定期复查B超/血尿酸。④少吃海鲜和内脏。

（15）遗精/早泄/性功能减退：①调节心理。②加强运动。③金樱子30g煲汤。④避免过度劳累。

（16）月经不调：①调节心理。②治疗慢性病。③注意经期卫生。④益母草30g煮鸡蛋。

（17）白带：①注意卫生。②改善体质。③白果10g煲汤。④治疗慢性病。

（18）不孕不育：①检查病因。②调节心理。③加强运动。④学习孕育知识。

（19）备孕二胎：①孕前体检。②调节心理。③生活有规律。④适当增加营养。

（20）找一个您信赖的医生做朋友，为您和家人的健康提供帮助。

（罗仁）

九、肾脏亚健康专家共识

（一）中医肾脏亚健康定义

1. 中医肾病学的定义及其内涵外延

中医肾病学是以中医学基础理论、整体观念和辨证论治为基础，以肾脏的生理特点和病理改变为依据，在继承古今医家肾病理论和临床经验的基础上，系统阐述中医"肾系"病证的病因、病机、辨证论治、理法方药、转归和预后等的一门临床学科，是中医临床医学的一个重要分支。

传统中医肾病：五迟五软、痴呆、健忘、腰痛、淋证、尿血、尿浊、水肿、癃闭、关格、肾风、肾热、肾积、肾劳、遗尿、小便失禁、多尿、耳鸣耳聋、脱发、虚劳、痿证、痹证、消渴、遗精、阳痿、早泄、不射精症、血精、性欲冷淡、阳强、女子不孕、男子不育等。

西医肾病：急性肾小球肾炎、急进性肾小球肾炎、慢性肾小球肾炎、IgA肾病、隐匿型肾小球肾炎、膜性肾病、肾病综合征、肾结石、急性肾盂肾炎、慢性肾盂肾炎、间质性肾炎、肾结核等。

2. 肾的生理功能与病机变化

西医学范畴肾脏生理功能：肾相当于人体的废水处理车间，具有排泄代谢废物、调节水及电解质酸碱平衡、调节内分泌的功能。

中医学范畴肾脏生理功能：肾藏精，主生长发育和生殖；肾主水和气化，一是体现在对全身津液代谢的促进作用，二是肾升清降浊，司膀胱的开合；肾主纳气。

3. 亚健康的定义

2006年，中华中医药学会发布的《亚健康中医临床指南》提出，亚健康是指一种非健康、非患病的中间状态，被认为是健康到疾病的一个过渡状态。处于亚健康状态者，不能达到健康的标准，表现为一定时间（3个月）内的活力降低、功能和适应能力减退，但并不符合现代医学有关疾病的临床或亚临床诊断标准。

4. 中医肾脏亚健康的定义

肾脏亚健康可定义为肾脏健康到疾病的中间过渡状态。处于此阶段者，表现为一定时间内肾脏功能减退，包括乏力、腰痛、腰膝酸软、夜尿增多等，但并未达到疾病状态，不符合现代医学有关肾脏疾病的临床或亚临床诊断标准。

（二）肾脏亚健康的临床表现与评价

躯体方面表现为疲劳乏力、腰痛、腰膝酸软、夜尿增多、男子早泄、女子带下清稀且量多、耳鸣、牙齿松动、脱发、大便偏溏、性功能减退等；心理方面表现为注意力不集中、健忘等，社交方面表现为不能较好地承担相应的社会角色，工作、学习困难，不能正常处理好人际关系、家庭关系，难以进行正常社交等。这些症状可单一出现，也可交替或合并出现3个月以上。肾脏亚健康评价是建立在现代医学检查基础上的综合评估：若有腰酸、腰痛等不适症状出现，应及时到各大医院或体检中心进行尿液及肾功能等体检，体检结果可向相关专家进行咨询，如各种检查指标显示在正常范围内，医务人员会从体检者的身体、心理、社会等方面进行综合评价，诊断是否为肾脏亚健康状态。

（三）肾脏亚健康中医辨证标准

肾脏亚健康是基于肾脏的亚健康状态，与肾脏正常生理状态的异常程度有密切联系。基于肾脏的生理功能及病理状态，肾脏的中医证型分为三类：肾精亏虚证、肾阴不足证及肾阳虚损证。

1. 肾精亏虚证

小儿生长发育迟缓，成人生殖功能减退，早衰，形体羸瘦，精神不振，头晕目眩，耳鸣，脱发，牙齿松动，健忘恍惚，足痿无力，舌痿无华，脉细弱。

2. 肾阴不足证

腰膝酸软，口干舌燥，五心烦热，两颧发红，口唇红赤，盗汗，失眠多梦，大便干结，小便短赤，身体消瘦，舌红少苔。

3. 肾阳虚损证

腰膝酸软或冷痛，畏寒怕冷，面色暗黑或苍白，神疲乏力，头晕目眩，小便清长，夜尿增多，排尿无力，尿后余沥不尽，腹胀腹泻，五更泻，性欲减退，男子早泄，遗精滑精，女子带下清稀且量多，舌淡白。

（四）肾脏亚健康中医辨证分型及治法方药

1. 肾精不足证

【治法】补肾益精。

【方药】金锁固精丸合左归饮加减。

【处方】熟地黄20g，山药10g，枸杞子10g，山茱萸10g，川牛膝15g，茯苓20g，菟丝子15g，沙苑子15g，芡实20g，龙骨15g，煅牡蛎30g，炙甘草10g。水煎服。可选用龟甲胶、桑椹、女贞子、紫河车等适当加减。

2. 肾阴虚证

【治法】滋补肾阴。

【方药】六味地黄丸加减。

【处方】熟地黄20g，山药10g，枸杞子10g，山茱萸10g，泽泻15g，牡丹皮15g，茯苓15g，炙甘草10g。水煎服。可选用玄参、女贞子、墨旱莲、桑椹、石斛、龟甲、鳖甲等适当加减。

3. 肾阳虚证

【治法】滋补肾阳。

【方药】右归饮加减。

【处方】熟地黄20g，山药15g，山茱萸10g，枸杞子20g，杜仲15g，肉桂3g（焗服），制附子10g（先煎）。水煎服。可选用淫羊藿、仙茅、巴戟天、续断、肉苁蓉、锁阳、补骨脂等适当加减。

（五）肾脏亚健康中医特色疗法

1. 情志疗法

《黄帝内经》云："其志为恐，恐伤肾。"长期肾脏亚健康者心理上会呈现惊恐倾向，需要及时调整。《黄帝内经》云："恬淡虚无，真气从之，精神内守，病安从来。"这说明心理调整对身体健康的重要性。"恐胜喜，喜胜悲，悲胜怒，怒胜忧，忧胜恐"，此句经文提醒我们，肾脏亚健康者可以适当回忆一些过于思虑担心的事情，想想更好的解决方式，从而将情志调节至健康状态。

2. 针刺疗法

对于肾精亏虚的肾脏亚健康者，以任脉、足太阴经及相应背俞穴为主，取穴关元、肾俞、三阴交、太阴、足三里；对于肾阴亏虚的肾脏亚健康者，以足少阴、足厥阴经为主，取穴肝俞、肾俞、太溪、三阴交、行间、内关；对于肾阳亏虚的肾脏亚健康者，以督脉及足少阴经为主，取穴中极、百会、肾俞、关元、命门。

3. 艾灸

取穴中脘、神阙、关元、命门、足三里、涌泉。每次3~5穴。以悬灸方法，点燃艾条，距离皮肤2~3cm处对准穴位行熏灸，让患者感到舒适无灼痛感，以皮肤潮红为度。

4. 耳穴

取耳穴（肾、交感、皮质下、肾上腺、内分泌、缘中），以王不留行籽或磁珠压耳穴，用探棒找到压痛点，将王不留行籽或磁珠贴于0.6cm×0.6cm的小块医用胶布中央，然后自上而下、自内而外依次置于穴位上，用拇指、食指依次按压穴位。

5. 按摩及自我保健

（1）揉丹田。

【定位】下丹田位于肚脐下1.5～3寸处。

【方法】将手搓热，用右手在该处旋转按摩50次。

【作用】健肾固精，改善胃肠功能。《难经》认为，下丹田是"性命之祖，生气之源，五脏六腑之本，十二经脉之根，阴阳之会，呼吸之门，水火交会之乡"，所以气功家多以下丹田为锻炼、汇聚、储存真气的主要部位。

（2）按肾俞。

【定位】肾俞穴位于第二、三腰椎间两旁1寸处。

【方法】两手搓热后，用手掌上下来回按摩50次，两侧交替进行。或双手拇指点按肾俞穴50次，以感觉胀痛为宜。

【作用】治肾虚腰痛、精力减退等。

（3）摩涌泉。

【定位】位于足前部凹陷处第二、三趾趾缝纹头端与足跟连线前1/3处。

【方法】用右手中间三指按摩左足心，左手三指按摩右足心，两侧交替进行，各按摩80次，至足心发热为止。对心悸失眠、双足疲软无力等效果良好。

【作用】治疗腰腿酸软无力、精力减退、倦怠感，增精益髓。《黄帝内经》言："肾出于涌泉，涌泉者足心也。"意思是：肾经之气犹如源泉之水，来源于足下，涌出灌溉周身四肢各处。所以，涌泉穴在人体养生、防病、治病、保健等各个方面都具有重要作用。

（4）叩齿咽津。

口轻闭，上下牙齿稍用力连续咬合100～1 000次，再鼓起两腮做漱口状，将口中津液咽下。唾液从口腔壁涌出后，经舌根、咽喉，肺转肝，进肾经，储于丹田，再化津还丹，遂成精气，起到和脾健胃、濡润孔窍、润泽四肢五脏、强肾补元、滑利关节、补益脑髓的作用。

（5）拉耳运动。

先将两手掌相互摩擦发热，两手同时轻轻揉搓耳郭2～3min，然后用拇指和食指屈曲由上而下揉搓耳郭，至耳垂时开始向下有节奏地反复牵拉耳垂30～50次，最后两食指按压耳孔前面的耳屏，一按一松，使外界气体对鼓膜产生按摩作用。

（6）固精。

先闭目内视头顶，舌抵上腭，以鼻吸气时提阴部（包括外生殖器、肛门、会阴），吸满气后闭气不息，至闭极则慢慢呼气，同时放松阴部。如此一提一松为1遍，连续做4～5遍，每日3次以上。平时每次小便后，可闭气、提肛、缩睾1min。

6. 运动处方

根据自身状况，选择强度适宜的运动处方，如八段锦、太极拳、广场舞等系列功法，以30～60min为宜，受试者心率为60～80次/min，自觉舒适。

7. 有益肾脏六种美食

（1）红辣椒。

红辣椒中的关键成分辣椒素有助于分解体内（特别是血液）垃圾。因此，红辣椒是有利于肾脏健康的完美食物。

（2）鸡蛋清。

保护肾脏需要低蛋白低磷饮食，也要补充足够蛋白质。鸡蛋清中含有多种健康蛋白质，而且比其他来源蛋白质含磷量更低。

（3）西兰花。

除富含维生素、矿物质、叶绿素、β-胡萝卜素等多种基本营养素，西兰花中还富含吲哚和硫氰酸盐等有益成分，都有助于清除体内毒素，减小肾脏负担。西兰花最简单吃法是水煮后加胡椒和食盐。

（4）卷心菜。

卷心菜中含有丰富的维生素C、维生素E、胡萝卜素等，总维生素含量比番茄多3倍。卷心菜中的多种植物化学物质有助于清除体内自由基。

（5）鱼肉。

鱼肉（特别是深海鱼）富含可抗击炎症的ω-3脂肪酸，有助于保护肾脏。鱼肉还是优质蛋白质的重要来源。

（6）果汁。

果汁或蔬菜汁都具有分解和清除体内垃圾的功效。果蔬汁中含有多种植物化学物质，尤其蓝莓等浆果果汁富含抗氧化剂，有助于改善肾脏健康。

8. 药膳

（1）鱼鳔炖猪蹄。

【原料】鱼鳔15g，猪蹄1只，葱、姜、酒、盐适量。

【制作】将鱼鳔、猪蹄洗净，猪蹄切成块，同放入砂锅中，加水、酒、食盐、葱、姜，炖至猪蹄酥烂，即可服食。

【功效】补肾益精、滋养筋骨，适用于肾虚体弱、腰膝软弱、头晕乏力或带下者，可常服。

（2）首乌煨鸡。

【原料】三黄母鸡1 000g，何首乌50g，生姜片、料酒，精盐、麻油少许。

【制作】活三黄母鸡常法宰杀，去皮，净膛去肠杂；何首乌研碎，装入纱布袋中，填入鸡腹。鸡入砂锅，加清水至淹没鸡身，文火煨至肉熟，取出首乌袋，再加入料酒、细盐、生姜、麻油等调料，文火再炖半小时即成。

【功效】补首乌发药膳，可大补肾气，适用于早衰、白发早生等症。

（3）健脑补肾酒。

【原料】核桃仁300g，枸杞子200g，女贞子200g，炒莲子

200g，炒大枣50g，低度白酒适量。

【制作】装瓶或罐内，加入低度白酒，酒应超过中药约3cm，每天搅动一次，半月后酌加蜂蜜，每天适量饮用。

【功效】填精益髓，适用于因肾精亏虚引起的脑髓不充、失眠健忘、头晕耳鸣等症状。

（4）滋肝补肾汤。

【原料】枸杞子30g，冬虫夏草10g，百合50g，猪肝（或羊肝）50g，调料适量。

【制作】洗净后加水炖开，文火慢煮20min左右，加入猪肝或羊肝50g及调料适量，再煮约30min即可，分次吃肝喝汤。

【功效】滋补肝肾，适用于因肝肾阴虚而引起的眩晕、眼花、烦热、盗汗等症状。

注：本文由罗仁、陈洁瑜、赵晓山撰写，在2018年广东省中医药学会亚健康专业委员会会议通过。

十、何汝湛教授治疗肾炎的经验

广州中医学院金匮教研组主任何汝湛教授，早年毕业于广东中医药专门学校，擅长内科诊治，尤其对急性肾炎和慢性肾炎的诊治积累了丰富的临床经验。本文仅就跟师所得，整理介绍如下。

（一）病机阐发

1. 邪气内传，肾失开阖

急性肾炎、慢性肾炎属中医水肿病范畴。何老认为肾炎发病，在于邪气内传，肾失开阖。肾为少阴，足少阴经脉上贯肝膈，入肺循喉咙络舌本，若邪自上受，由口鼻而入者，可由肺而循经入肾；膀胱属肾，足太阳膀胱经主一身之表，与肾为表里，为卫外之藩篱，若肌表受邪，可由表入里亦循经直达于肾；脾为太阴，主运化，赖肾中阳气之鼓动温煦，若因饮食所伤而脾胃受损者，后天不能养先天，亦必累及肾；肝为肾之子，主疏泄，若情志刺激或受病邪影响，致肝气疏泄太过或不及，亦影响肾精之藏泄及其主水功能。故肾炎以肾为本，凡风寒湿热、皮肤疮毒等邪气内传于肾，或饮食不节、情志失调、劳倦过度、房室无度等因素致肾气内损，由此导致肾失开阖、封藏失职、水液代谢失常、清浊相混而出现水肿、尿少、蛋白尿等肾炎证候。同时，由于肾气内损，肾失开阖，正气不支，抗邪无力，则容易反复发作，形成恶性病理循环。

2. 先伤于气，后损于阴

先伤于气，指肾的气化功能受损。在急性肾炎初起及慢性肾炎急性发作时，由于邪气内传，气化功能受邪障碍，如气郁、气滞、气逆致水精输布失常。《灵枢·五癃津液别》谓："邪气内逆，则气为之闭塞而不行，不行则为水胀。"慢性肾炎则多因肾的气化功能减弱，导致水精输布失常而出现水肿、蛋白尿等。《金匮要略》谓"不名水肿而名水气"，亦揭示肾炎病机以气为主，气行则水行，气滞则水聚，气虚则水停。

后损于阴者，乃在肾气受伤之后，肾失封藏，精微下注而使阴精亏损。同时，在治疗过程中，亦常见用利水或温燥之剂，重劫阴液。

临床所见：急性肾炎患者，先见颜面或四肢浮肿、尿少等水气泛滥之证；肿退之后，则常见咽干口燥、腰酸头晕、尿赤便结、舌红少苔、脉细数等阴伤之证。慢性肾炎患者，当有水肿时，常伴小便不利、神疲乏力、纳差、便溏、舌淡红有齿印、苔白、脉沉缓等气虚之证；肿退之后，则多见头晕耳鸣、心悸、心烦不寐、腰酸痛、舌边尖红、咽红、脉弦细数等阴血不足之证。所以，先伤于气，后损于阴，是肾炎发病过程中的主要传变规律。阴精的亏损，进一步发展，可致阴虚阳亢、血压升高，或致阴损及阳、阴阳两虚，湿浊内盛，而出现尿毒症的表现。

（二）证治要则

基于对上述肾炎病机规律的认识，立足于辨证论治，何老强调理气泄浊、清热解毒、养阴固肾、救逆固脱四大法则的临床应用，纯用中医中药治疗急性肾炎、慢性肾炎，获得较好的疗效。

1. 理气泄浊

适应证：急性肾炎或慢性肾炎水肿、小便不利、苔腻、脉弦者。水病治气，故以理气为先。凡行气、降气、补气均为理气之属。内停之水，本为精血转化，清反成浊，清浊相混，当以泄浊分清。代表方有五皮饮，常用药物可选用尖槟榔、枳实、大腹皮、茯苓皮、猪苓、陈葫芦。

临床应用：①行气泄浊。水肿兼见脘腹胀闷、胸胁不舒、苔白、脉弦者，加平胃散。②降气泄浊。水肿较重，伴见头晕头痛、胸闷气促、恶心呕吐者，加牡蛎、法半夏、橘红、苏梗等。③通阳泄浊。水肿、小便不利、苔白、脉沉迟者，加五等散。④益气泄浊。神疲乏力、舌淡、脉沉弱属气虚水停者，加太子参、黄芪、防己等。⑤固表泄浊。平素易感冒、常反复发作而水肿难退者，加玉屏风散，白术改苍术。⑥颜面肿甚者加防风、蝉蜕，有腹水者加苍术、葶苈子、车前子，上肢肿甚者加桂枝，下肢肿甚者加防己、茵仁，全身浮肿者加防己、木通。⑦理气泄浊。应随证而施，用药不可过于辛温发散以耗气，辛热以伤阴，亦须防滋腻留邪及渗利太过，以灵动平和之药为要。

2. 清热解毒

适应证：急性肾炎或慢性肾炎伴有扁桃体炎、咽喉炎、皮肤感染等属热毒内侵而使肾炎迁延不愈者。症见咽红，扁桃体肿大、疼痛，皮肤疮疖红肿，浅表淋巴结肿大扪痛，溲赤便结，或小便涩痛，口干，舌红苔黄，脉滑数。热毒内侵，既是肾炎发病的一个重要环节，又是反复发作、迁延不愈的重要因素。代表方有五味消毒饮，常用药物可选紫花地丁、蒲公英、旱莲草、野菊花、白茅根。

临床应用：①利咽解毒。伴见咽喉炎、扁桃体炎者，加土牛膝、玄参、大青叶。②凉血解毒祛湿。皮肤疮疖红肿者，加红条紫草、牡丹皮、薏苡仁、土茯苓、地肤子等。③散结解毒。伴有浅表淋巴结肿大扪痛者，加玄参、连翘、夏枯草、牡蛎。④通淋解毒。伴有尿路感染、小便涩痛者，加栀子、黄柏、车前子、金钱草。⑤用药不宜过于苦寒，以辛寒、甘寒、清热解毒之药为要。

3. 养阴固肾

适应证：急性肾炎或慢性肾炎水肿消退后蛋白尿、血尿持续不退者。症见头晕目眩，耳鸣目涩，心烦多梦，腰酸膝软，肢体麻木，舌红干或舌边淡而舌尖红、起刺，苔少而干，脉细数。尿中蛋白、红细胞等俱属精血。肾精宜藏不宜泄，宜固不宜升，宜敛不宜散。若肿去阴伤，肾精不藏，精血亏损，则以养阴固肾为要。代表方有六味地黄汤、左归饮，常用药物可选女贞子、菟丝子、金樱子、山茱萸、芡实、莲须、牡蛎、杜仲。

临床应用：①填精固肾。肾精下泄而阴精亏损、大量蛋白尿、血浆蛋白低下、舌淡而尖红、苔少、脉细弱者，加桑椹、肉苁蓉、何首乌、鸡血藤。②益气固精。伴见气虚者，加党参、黄芪、白术。③养阴潜阳。伴见阴虚阳亢、血压升高、头晕痛、面色潮红、脉弦数者，加牡蛎、夏枯草、麦冬、白芍、怀牛膝、桑寄生、山楂子、钩藤、泽泻等。④凉血养阴。血尿持续不退者，加旱莲草、白芍、牡丹皮、小蓟、白茅根。⑤敛精固肾。蛋白尿持续不退而肾功能尚未减退者，重用女贞子、菟丝子、金樱子，加桑螵蛸、益母草。⑥温肾养阴。阴损及阳、阴阳两虚者，加巴戟天、补骨脂，并加重菟丝子用量。⑦用药不宜过于滋腻，亦不宜妄用温燥之品。

适应证：急性肾炎或慢性肾炎出现尿毒症。症见大汗淋漓、面色㿠白、振振摇擗地、血压下降、脉微细欲绝、神气欲脱者。代表方有龙牡参附汤、生脉散等，常用药物可选高丽参、黄芪（均先煎）、五味子、白芍、牡蛎。

临床应用：①阳脱为主者，重用高丽参15～30g，大火煎汤呷服，汗止脉回再进汤药。②阴脱为主者，重用五味子、白芍、麦冬、牡蛎、龙骨以敛阴救脱。③伴恶心呕吐者，加川厚朴、竹茹、法半夏、橘红、生姜。④酸中毒严重者，加泽泻、猪苓等。⑤尿少尿闭者，加杏仁、槟榔、冬葵子、葶苈子、生葱数根（后下）。⑥伴神志昏蒙者，加石菖蒲、郁金、远志、沉香。

肾炎在不同阶段、不同的患者均有不同的治法，故四法之中，法中有法，各有变通，应灵活地辨证论治。如理气泄浊与养阴固肾合用以攻补兼施，清热解毒与养阴固肾合用以清补之治，救逆固脱与理气泄浊合用以标本同治。故在急性肾炎、慢性肾炎的治疗过程中，有一法取效或有数法合用而获效者，贵在辨证论治。

医家小传

何汝湛（1911—1996），广东省名老中医，首批硕士研究生导师。1935年毕业于广东中医药专门学校，后任广州四庙善堂赠医所内科主诊医师。何老擅长内科杂病诊治，对水气病、肾炎、尿毒症等有较丰富的临床治疗经验，尤善通过诊察咽喉来指导用药。精通中医经典著作《金匮要略》，认为《金匮要略》与《伤寒论》虽同是东汉张仲景所著，但《金匮要略》中有内科、外科、妇科的内容，是"三科"的创始，唯以内科的论述较为详尽，故要深入研究临床各学科的内容，《金匮要略》实属必读之书。1956年来广州中医学院任教，先后主讲过《金匮要略》《中医诊断学》《内科学》

等课程。历任广州中医学院金匮要略教研室主任、学术委员会委员等职。主编教材有《金匮要略全书》《修编中医简明内科学》，论文有《韭菜糕治疗急、慢性肾炎66例初步观察》《浅谈肾炎》《谈谈〈金匮要略〉学习》《略论〈金匮要略〉的特点》等。

注：本文作者为罗仁，经导师何汝湛教授审阅修改并发表于1984年第4期《新中医》。

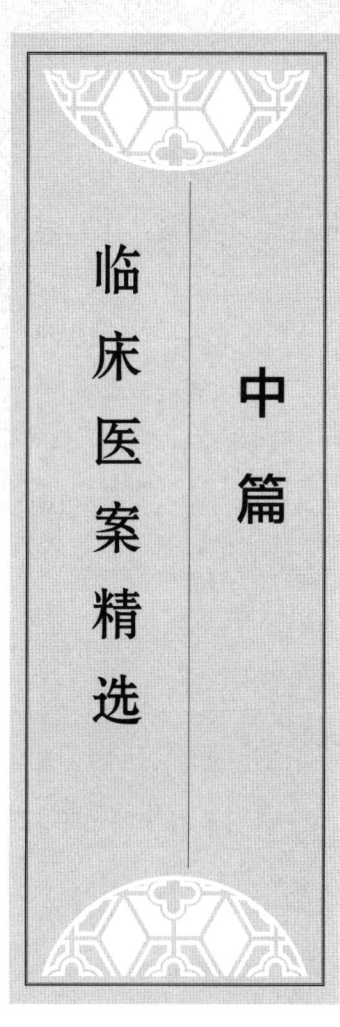

临床医案精选

中篇

一、水肿

医案1

钟某某，男，72岁。

初诊：2019年7月15日。

主诉：双下肢浮肿1月余。

现病史：患者1月余前无明显诱因出现双下肢浮肿，腰酸，无肢体麻木、胸闷心悸等不适，遂至外院检查提示双肾重度积水，被诊断为慢性肾脏病4期、慢性梗阻性肾病。予对症处理后下肢浮肿症状稍减退。现患者双下肢轻度浮肿，伴腰酸，无胸闷、心悸等不适。

刻下见：双下肢轻度水肿，腰酸，舌红，少苔，脉沉细。

体征及辅助检查：心、肺、腹见明显异常，双下肢轻度凹陷性浮肿，肾区轻叩痛。尿常规检查：尿蛋白（+++），尿潜血（+++），尿白细胞（+++）。肾功能检查：肌酐615μmol/L，尿素氮28.37mmol/L。空腹血糖7.97mmol/L。

既往史：无异常。

中医诊断：水肿（脾肾两虚证）。

西医诊断：慢性肾脏病。

辨病辨证分析：患者以双下肢浮肿为主症，辨病为水肿；患者年老体衰，脾肾两虚，脾虚失健运，肾虚气化无力，故见双睑、下肢水肿，腰为肾之府，肾虚故见腰酸。舌红，少苔，脉沉细，辨证为脾肾两虚。

治法：健脾补肾。

方药：小生六汤加减。

黄芩15g	党参30g	熟地黄20g
麦冬15g	山药30g	牡丹皮15g
五味子10g	山茱萸20g	炙甘草5g
苦杏仁10g	益母草30g	侧柏叶20g
葶苈子10g	柴胡15g	

共7剂，每日1剂，水煎服。

医嘱：清淡饮食，情志舒畅，适当运动。

二诊：2019年8月15日。

主诉：双下肢浮肿2月余。

刻下见：双下肢浮肿较前稍减轻，眼睑稍浮肿，贫血，大便干燥，皮肤瘙痒，舌质红，少苔。

体征及辅助检查：心、肺、腹无明显异常，眼睑及双下肢稍肿胀。尿常规检查：尿蛋白（＋）。

中医诊断、西医诊断：同前。

辨病辨证分析：同前。患者久病耗伤阴津，阴虚风动故见瘙痒，阴虚内热则大便干燥。

治法：健脾补肾。

方药：小生六汤加减。

黄芩15g	党参30g	熟地黄20g
麦冬15g	山药30g	牡丹皮15g
五味子10g	山茱萸20g	炙甘草5g
苦杏仁10g	益母草30g	侧柏叶20g
葶苈子10g	柴胡15g	青蒿20g

共7剂，每日1剂，水煎服。

医嘱：清淡饮食，情志舒畅，适当运动。

疾病证候转归：患者服药后水肿减轻，原方有效，可在原方的基础上加入青蒿以滋阴清虚热。患者本次病情中出现阴虚，考虑为阴阳互根，阳损及阴，故可增强滋阴之功，全方可有效缓解患者病情。

按语： 患者年老体虚，肾虚而致水肿、蛋白尿、血尿等，以小生六汤扶正固肾，加葶苈子、杏仁以泻肺、利水、消肿，益母草可祛蛋白尿，侧柏叶治血尿，标本兼顾，补虚泻实。

（彭伟航　罗仁）

医案2

陈某某，男，20岁。

初诊：2019年7月5日。

主诉：反复双下肢浮肿半年余。

现病史：患者半年余前出现反复双下肢浮肿，外院诊断为肾病综合征，予口服泼尼松30mg治疗，每日1次，后尿蛋白转阴。

刻下见：神志清楚，精神疲倦，因熬夜而睡眠差，食欲一般，少许泡沫尿，大便正常，舌尖红，苔黄，脉细弱。

体征及辅助检查：无颜面、眼睑浮肿，双下肢轻度凹陷性浮肿。外院检查，2019年5月6日，24h尿蛋白未见明显异常；2019年5月28日，尿常规未见明显异常。

既往史：有心律失常、频发房性期前收缩（又称"房性早搏"）病史。

中医诊断：水肿（阴虚内热证）。

西医诊断：①肾病综合征。②心律失常，频发房性早搏。

辨病辨证分析：患者青年男性，反复双下肢浮肿半年余，属中医水肿范畴；患者平素学习压力大，常熬夜，耗伤阴精。肾为先天之本，蕴元阴而藏元阳。素体阴虚，禀赋不足，或劳欲过度，致肾阴亏虚。阴虚无力制阳，则阳气燥动而生内热。燥热内生，积热伤阴，阴伤则燥热更甚。舌尖红，苔黄，脉细弱，故辨证为阴虚内热。

治法：益气养阴，补益脾肾。

方药：小生六汤加味。

党参30g　　　山药30g　　　益母草30g

熟地黄20g　　山茱萸20g　　黄芩15g

麦冬15g　　　牡丹皮15g　　柴胡15g

五味子10g　　荷叶10g　　　炙甘草5g

共7剂，每日1剂，水煎至400mL，分早晚两次温服。

方中党参补益脾肺，益气生津；熟地黄滋阴益肾，填精益髓；柴胡疏肝解郁；三者合用，补肾调肝，益气养阴，为君药。山药气阴双补，平补三焦；山茱萸补益肝肾，收敛固涩，与熟地黄配伍，为"三补"之意。麦冬养阴清热，五味子酸温敛阴，二者与党参合用为"生脉散"之意，益气生津，为臣药。佐以牡丹皮、黄芩，清热凉血，燥湿，清除郁热、虚热，而黄芩、柴胡、党参为"小柴胡"之意。益母草活血祛瘀，凉血解毒；荷叶生发阳气，涩精浊；炙甘草益气补脾，调和诸药。

医嘱：优质蛋白、低脂低盐饮食，避免肾毒性药物，预防感冒；避免剧烈运动；定期复查肝肾功能、尿常规、24h尿蛋白定量；坚持中西医结合治疗，门诊随访。

二诊：2019年8月30日。

主诉：反复双下肢浮肿半年余。

刻下见：神志清楚，精神疲倦，患者剧烈运动后病情复发，现口服泼尼松25mg治疗，每日1次，易汗出，熬夜，睡眠差，食欲一般，少许泡沫尿，大便正常，舌尖红、边有齿印，脉细。

体征及辅助检查：无颜面、眼睑浮肿，双下肢轻度凹陷性浮肿。厦门某医院检查：2019年6月2日，24h尿蛋白38.3mg；2019年8月10日，24h尿蛋白73.39mg；2019年8月27日，24h尿蛋白114.40mg；尿常规未见明显异常。

既往史：有心律失常、频发房性早搏病史。

中医诊断、西医诊断、辨病辨证分析：同前。

治法：益气养阴，清热，补益脾肾。

方药：小生六汤加味。

党参30g	山药30g	益母草30g
熟地黄20g	山茱萸20g	黄芩15g
麦冬15g	牡丹皮15g	柴胡15g
五味子10g	荷叶10g	炙甘草5g
百合30g	青蒿20g	

共7剂，每日1剂，水煎至400mL，分早晚两次温服。

医嘱：优质蛋白、低脂低盐饮食，避免肾毒性药物，预防感冒，保持心情舒畅；避免剧烈运动；定期复查肝功能、肾功能、尿常规、24小时尿蛋白；坚持中西医结合治疗，门诊随访。

疾病证候转归：患者症状加重，阴虚更甚，平素学习压力大，熬夜。嘱患者调整作息，合理安排学习、生活，此次剧烈运动后病情复发，应加强对患者生活方式指导，适当运动，应避免剧烈运动。

按语：本例为肾病综合征，用激素治疗后出现阴虚内热证，每用小生六汤加益母草以巩固激素疗效，减少副作用；心烦、不寐者加百合、青蒿以养阴清热。

（谢丽芬　罗仁）

医案3

谈某某，女，67岁。

初诊：2019年8月9日。

主诉：反复水肿1月余。

现病史：患者1月余前无明显诱因出现双下肢轻度水肿，按之凹陷，未服药治疗。

刻下见：下肢轻微水肿，乏力，自汗，口干，睡眠差，胃纳可，小便较多，大便正常，每日1行，舌淡暗，苔薄白，脉弦。

体征及辅助检查：双下肢轻度浮肿。2019年8月9日，尿常规：尿蛋白（++），尿潜血（+）。

既往史：糖尿病19年，高血压病史15年。

中医诊断：水肿（脾肾两虚证）。

西医诊断：①糖尿病肾病。②高血压病。

辨病辨证分析：患者为中老年女性，下肢反复水肿，属中医学水肿范畴。《素问·水热穴论篇》："故其本在肾，其末在肺。"《素问·至真要大论篇》："诸湿肿满，皆属于脾。"结合患者糖尿病、高血压病病程已久，先天消耗，后天失养，脾肾皆虚，腰膝酸软；乏力，口干，舌淡暗，苔薄白，脉弦。四诊合参，可辨证为脾肾两虚。

治法：补脾益肾，益气养阴。

方药：芪丹地黄汤。

黄芪30g	丹参15g	熟地黄30g
山药30g	酒茱萸20g	知母10g
海藻30g	制何首乌30g	石菖蒲15g
酸枣仁30g	葶苈子10g	益母草30g
百合10g		

共14剂，每日1剂，水煎至400mL，分早晚两次服。

黄芪，健脾益气；熟地黄、山药，滋阴益肾，填精益髓；山茱萸、制何首乌，补益肝肾；海藻、葶苈子，利水泻水；知母、百合，养阴生津；石菖蒲，利湿开窍；酸枣仁，宁心安神；久病常瘀，予丹参、益母草活血调经。

医嘱：不宜劳累，门诊随访。

二诊：2019年8月23日。

主诉：反复水肿1月余。

刻下见：水肿减轻，腰背酸痛，腿软无力；平素怕热，头汗多；夜眠差，夜间血压高；胃纳可，大小便正常。舌淡红，苔薄白，脉弦。

体征及辅助检查：2019年8月23日，尿常规：尿蛋白（++），尿潜血（+）；血糖6.6mmol/L；肾功能正常；血压159/65mmHg。

中医诊断、西医诊断、辨病辨证分析、治法：同前。

方药：守上方减去百合。

医嘱：不宜劳累，门诊随诊。

疾病证候转归：下肢水肿减轻，但检验指标未见明显改善。

按语：糖尿病肾病，病机以脾肾两虚、气阴两虚、瘀浊内阻为主。芪丹地黄汤有健脾补肾、益气养阴之功，加葶苈子、益母草、海藻以祛瘀浊之水。

（徐良沃　罗仁）

医案4

梁某，女，54岁。

初诊：2018年9月28日。

主诉：双下肢反复浮肿10余年。

现病史：患者10余年前无明显诱因出现双下肢浮肿，2016年3月曾于外院住院治疗，被诊断为"①慢性肾小球肾炎，慢性肾功能不全。②左肾多发结石"。

刻下见：双下肢轻度浮肿，腰膝酸软，面色萎黄，头晕，睡眠差，怕热，无皮肤瘙痒，无恶心、呕吐，大便2日1行，舌淡红、有齿印，脉弦细。

体征及辅助检查：双下肢轻度凹陷性水肿，心、肺听诊未见异常。外院检查，2017年8月25日，肾功能检查：肌酐300.9μmol/L，尿素氮20mmol/L；血脂检查：胆固醇7.97mmol/L，甘油三酯9.99mmol/L，高密度脂蛋白0.86mmol/L。2018年8月7日，尿常规：尿蛋白（++），尿白细胞（+），尿潜血（+++）。

既往史：有痛风、肾结石病史。

中医诊断：水肿（脾肾亏虚证）。

西医诊断：①慢性肾功能不全。②左肾多发结石。

辨病辨证分析：患者为中年女性，慢性病程，以反复双下肢浮肿为主要表现，属中医水肿范畴。《医宗必读·水肿胀满》曰："水虽制于脾，实则统于肾，肾本水脏，而元阳寓焉。命门火衰，既不能自制阴寒，又不能温养脾土，则阴不从阳而精化为水，故水肿之证多属火衰也。"久病耗气，多以脾肾不足、阴阳俱虚为主。脾肾虚弱，致下焦水邪泛滥，肾脏气化不利，气机失常，使水湿、瘀血、浊毒内蕴，故见身肿，腰以下为甚，按之凹陷不起；脾虚气血生化乏源，不能上荣头面，故见面色萎黄、头晕；腰为肾之府，肾虚而水气内盛，故腰膝酸软。舌淡红、有齿印，脉弦细，为脾肾亏虚、水湿内聚之征象，故辨证为脾肾亏虚。

治法：补肾健脾，益气养血，泄浊解毒。

方药：罗氏肾病Ⅲ号方加味。

海藻30g	黄芪30g	丹参20g
熟地黄20g	煅牡蛎30g	鱼腥草30g
荆芥穗10g	荷叶10g	百合15g
葶苈子15g	制何首乌30g	金钱草30g
白茅根30g	当归5g	

共7剂，每日1剂，水煎至400mL，分早晚两次温服。

方中海藻清热消痰，利水退肿，重用为君药。黄芪健脾补中，益卫固表，熟地黄补血滋阴，一则肾强脾健则水湿得化，二则气行则水行，水肿得治，这两种药为臣药。牡蛎敛阴固涩，散结利水，使固蛋白等精微物质不致流失；丹参活血凉血以祛瘀，鱼腥草清热解毒而通淋，二者合用，可祛体内湿热瘀毒；荆芥穗祛风解表，合黄芪可增强益卫固表之功，合鱼腥草以加强解毒去浊之力，诸药为佐药。当归活血养血，制何首乌益精血、化浊降脂；百合养阴清心、宁心安神；葶苈子泻肺气之壅闭，通调水道，利水消肿；白茅根与荷叶同用，清热利尿，凉血止血；金钱草利尿排石。诸药合用，共奏益气健脾、固肾利水、泄浊解毒之功。

医嘱：优质蛋白、低脂饮食，禁食杨桃，避免肾毒性药物；预防感冒；定期复查肝功能、肾功能等；门诊随访。

二诊：2018年10月12日。

刻下见：病情好转，腰膝酸软，胃胀，咽部有痰，纳眠可，舌质淡，苔白，脉沉细。

体征及辅助检查：双下肢轻度凹陷性水肿，心、肺听诊未见异常。复查尿常规：尿蛋白（＋），尿潜血（＋＋＋）；肾功能检查：肌酐235.6μmol/L；血常规：血红蛋白85g/L。

中医诊断、西医诊断、辨病辨证分析、治法：同前。

方药：守前方加燀苦杏仁10g、陈皮15g、厚朴15g。

共14剂，每日1剂，水煎至400mL，分早晚两次温服。

医嘱：同前。

疾病证候转归：患者病情较前好转，相关指标下降，现胃胀、咽部有痰，在补肾健脾基础上加强行气化痰之功。

按语：本例既有慢性肾炎，又有肾结石、痛风、肾功能不全，脾肾两虚，湿浊与结石内阻，本虚标实，治以肾病Ⅲ号方。本方源于《伤寒论》牡蛎泽泻散与当归补血汤加味而成，用于慢性肾衰竭患者，有延缓病程进展作用。方中黄芪、当归、熟地黄益气养血，健脾补肾；牡蛎、海藻散结利水；杏仁、葶苈子宣肺利水；荆芥穗、鱼腥草疏风解毒；川朴、制何首乌、荷叶通腑降浊，升清；百合、金钱草益肺，降尿酸；丹参、陈皮理气化瘀，标本同治。

（谢丽芬　罗仁）

医案5

王某，男，65岁。

初诊：2018年9月22日。

主诉：双下肢轻度浮肿半年余。

现病史：患者双下肢轻度浮肿半年余，当地西医诊断为"慢性肾炎、慢性肾功能衰竭（氮质血症期）"，予对症支持治疗（具体不详），疗效不佳。

刻下见：双下肢轻度浮肿，按之凹陷，白天尿少，夜尿频多，伴胸闷，神疲乏力，口干，胃纳差，大便溏泄，每日1～2次，面色晦暗，舌暗、有瘀血，苔薄、黄腻，脉细。

体征及辅助检查：尿素氮9.2mmol/L、肌酐175μmol/L、尿酸435μmol/L

既往史：慢性肾炎病史10年。

中医诊断：水肿（阴水-脾肾亏损、瘀血湿浊内扰）。

西医诊断：慢性肾炎、慢性肾功能衰竭（氮质血症期）。

辨病辨证分析：患者以"双下肢轻度浮肿"为主要症状，属于中医水肿范畴。患者年老体衰，肾中精气不足，主水藏精功能失调，则有双下肢轻度浮肿，按之凹陷，白天尿少，夜尿频多。脾胃运化功能失调，不能升清降浊，容易出现胃纳差、神疲乏力、口干、大便溏、脉细等脾胃虚弱症状。患者久病入络，脾肾衰败，湿浊壅阻三焦，以致气虚血瘀，瘀血阻滞经络加重了瘀血证候，故出现面色晦暗、舌暗有瘀血、舌苔薄黄腻之征象。

治法：健脾益肾，活血泄浊。

方药：肾病Ⅲ号方加减。

海藻30g	牡蛎30g	黄芪30g
熟地黄24g	党参30g	丹参20g
鱼腥草30g	荆芥穗10g	泽泻10g
猪苓10g		

二诊：服药后白天尿量增加，夜尿减少，双下肢浮肿消退，精神好，胃纳可，仍胸闷，大便溏（每日2次），舌苔薄腻，脉细。仍按原方治疗，续服21剂。

三诊：诸症状消失，复查尿素氮、肌酐、尿酸，基本恢复正常，以后间断服用上方调治4个月，随访6个月无复发。

医嘱：规律服药，饮食清淡，避免酒精和辛辣食物，少吃油腻和动物蛋白，多吃优质蛋白（如虾、蟹等）。避免食用豆类及其制品（如豆腐、豆芽、豆粉等）。少吃坚果（如核桃、栗子、杏仁等）和腌制食品（如泡菜等）。

按语：慢性肾炎、慢性肾功能衰竭属于中医水肿范畴，水肿的病理为脾肾二脏功能共同失调。因脾主运化升清，为三焦水道之枢纽；肾主水，肾气化功能正常，则水液代谢正常，故水肿是因脾肾功能失调所致。肾中精气不足，主水藏精功能失调，则有双下肢轻度浮肿，按之凹陷，白天尿少，夜尿频多。脾胃运化功能失调，不能升清降浊，容易出现胃纳差、神疲乏力、口干、大便溏、脉细等脾胃虚弱症状。患者久病入络，脾肾衰败，湿浊壅阻三焦，以致气虚血瘀，瘀血阻滞经络加重了瘀血证候，故出现面色晦暗、舌暗有瘀血、舌苔薄有黄腻之征象。故治以黄芪、党参等健脾益气，恢复后天之气；以熟地黄补肾益精、牡蛎固涩肾精，复先天之本；加海藻、鱼腥草、泽泻、猪苓、荆芥穗以泄浊排毒；丹参活血化瘀，促使血液循环，水气流通。诸药配合，攻补兼施，切中病机，收效显著。

（罗仁）

医案6

陈某某，男，23岁。

初诊：2019年7月10日。

主诉：膜性肾病1年余。

现病史：1年余前体检发现蛋白尿，肾穿刺病理诊断为膜性肾病，未进行系统治疗。

刻下见：晨起打喷嚏，流清涕，鼻塞咽红，疲劳乏力，面色萎黄，脘腹胀闷，神倦肢冷，双下肢轻度水肿，纳眠可，二便调，舌红，脉细。

体征及辅助检查：2018年7月12日，外院肾穿刺活检：膜性肾病（Ⅱ期，中危组）；2019年7月1日，外院查24h尿蛋白282.09mg，血红蛋白96g/L，红细胞3.09×10^{12}/L，肌酐136μmol/L，总胆红素4.9μmol/L。

既往史：无特殊。

中医诊断：水肿（脾阳虚证）。

西医诊断：膜性肾病。

辨病辨证分析：中阳不振，健运失司，气不化水，以致下焦水邪泛滥，故下肢水肿。脾虚运化无力，脘腹胀闷，脾虚气血生化乏源，阳不温煦，故面色萎黄，神疲肢冷。

治法：温运脾阳，以利水湿。

方药：肾病Ⅱ号方加味。

煅牡蛎30g	白茅根30g	山药30g
酒萸萸20g	大蓟根20g	熟地黄20g
荷叶10g	苍耳子10g	侧柏叶20g
干姜10g	桂枝10g	大腹皮10g
茯苓20g	厚朴20g	炙甘草5g

医嘱：注意保暖，避免感冒；门诊随访。

二诊：2019年7月29日。

主诉：膜性肾病1年余。

刻下见：晨起打喷嚏、流清涕、鼻塞等情况好转，疲劳乏力，腹胀，纳差，面色萎黄，咽痛，夜尿多，失眠多梦，舌红，脉弦细。

体征及辅助检查：2019年7月29日，复查24h尿蛋白192.3mg，肌酐114μmol/L，尿常规正常。

中医诊断、西医诊断、治法：同前。

辨病辨证分析：脾虚气血生化乏源，故面色萎黄，疲劳乏力，脾虚运化无力，故腹胀，纳差。

方药：小生六汤加味。

山药30g	党参30g	麦冬15g
酒萸黄20g	五味子10g	北柴胡15g
黄芩15g	牡丹皮15g	熟地黄20g
金樱子30g	酸枣仁30g	白术20g
茯苓15g	神曲10g	炙甘草5g

医嘱：注意保暖，避免感冒，适当运动，门诊随访。

疾病证候转归：膜性肾病为慢性肾脏病，及时治疗可稳定病情，预防疾病的进一步发展。

（罗仁）

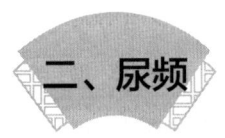

二、尿频

医案1

王某某，男，59岁。

初诊：2019年5月10日。

主诉：尿频3月余。

现病史：3月前无明显诱因出现夜尿频多，偶有腰痛，未予特殊处理。

刻下见：夜尿频，腰痛，偶有胃脘不适，睡眠差，夜间易醒，舌质红，苔薄黄，脉弦。

体征：望诊，神志清楚，双目有神，呼吸平稳，表情自然，反应正常，面色红润，体型正常，目窠无肿，白睛不黄，唇色红，咽部稍红，无乳蛾，胸廓对称，无面痣及斑疹，脊柱四肢无畸形，舌质红，苔薄黄。闻诊，语音清晰，语言流畅，偶有咳嗽、叹息声，未闻及特殊气味。切诊，肌肤温润适中，皮肤弹性可，腹软，无压痛及反跳痛，脉弦。

辅助检查：体检发现肌酐指标升高（未见报告单）。

既往史：高血压病史13年，高尿酸病史5年余，糖尿病病史3年，血压、血糖控制可。

中医诊断：尿频（脾肾两虚证）。

西医诊断：慢性肾脏病。

辨病辨证分析：尿频的病位主要在膀胱与肾，并与肝脾有关，多以肾虚为本，膀胱湿热为标。基本病机为湿热蕴结下焦，肾与膀胱气化不利。患者夜尿频，腰痛，可诊断为尿频，既往有糖尿病、高尿酸血症等基础疾病多年，邪气未尽，正气已伤，中气不足，气虚下陷，膀胱气化无权，久淋不愈，由腑及脏，继而由肾及脾，脾肾俱损，正虚邪弱，终致本病。

治法：补脾益肾。

方药：小生六汤加减。

黄芩15g	党参30g	熟地黄20g
麦冬15g	山药30g	牡丹皮15g
五味子10g	山茱萸20g	金樱子30g
百合30g	柴胡15g	炙甘草5g

共7剂，每日1剂，水煎服，分早晚两次温服。

方中党参补脾益肺，生津养血；熟地黄补血滋阴，益精填髓，麦冬养阴润肺，益胃生津；山药生津益肺，补脾养胃，补肾涩精；病程日久，瘀毒郁久化热，耗伤津血，故用黄芩清热燥湿，泻火解毒；牡丹皮清热凉血，活血化瘀，散瘀消痈；脾肾气虚，固涩失常，导致膀胱气化无权，水液聚集下焦，故用五味子收敛固涩，益气生津，补肾宁心；山茱萸补益肝肾，收敛固涩；金樱子固肾缩尿；百合宁心安神，益胃生津；柴胡疏散退热，升举阳气；炙甘草补脾益气，缓急止痛，调和诸药。

医嘱：避风寒，畅情志，调饮食，慎起居。

疾病预防调护：尿频应以预防为主，消除外邪入侵和湿热内生的易感因素，保持下阴清洁，不憋尿，预防各种原因引起的感染。养成良好的饮食习惯，避免食肥甘厚味、辛辣香燥之品，避免饮酒过度，注意生活起居，避免纵欲和过度劳累，积极治疗消渴、肺痨等疾病，从而减少尿频的发生。

按语：慢性肾脏病，多为脾肾两虚，故以小生六汤调之。

（杨馨雨　罗仁）

医案2

张某，男，69岁。

初诊：2019年8月15日。

主诉：尿频、排尿不尽3月余。

现病史：患者3月余前自觉排尿不畅，排尿次数增多，夜尿尤频，排尿较前无力，小便余沥，无小便疼痛感，无肉眼血尿，无尿中泡沫。

刻下见：排尿次数增多，夜尿尤频，排尿不畅，睡眠欠佳，胃纳可，大便正常，舌质红，少苔，脉弦细。

体征及辅助检查：心、肺、腹未见明显异常。

既往史：有高血压、冠心病病史，曾行心脏支架植入术，规律服药治疗。

中医诊断：尿频（肾虚证）。

西医诊断：前列腺增生。

辨病辨证分析：患者以尿频，小便不畅为主症，辨病属于中医尿频的范畴。患者为老年男性，肾气亏虚，水液升清降浊失司，故见尿频、排尿不畅，舌质红，少苔，脉弦细。四诊合参，辨证为肾虚证。

治法：补肾固涩。

方药：罗氏尿频方加减。

芡实30g	益智仁30g	酸枣仁30g
山药30g	泽泻15g	酒萸萸20g
苦杏仁10g	桂枝10g	赤芍15g
金樱子30g	熟地黄15g	炙甘草5g

共7剂，每日1剂，水煎服，分早晚两次温服。

医嘱：避风寒，慎起居，调饮食。按时服药，门诊随访。

按语：患者年高体虚，有高血压、冠心病史，心脏支架植入术后状态不佳，故应中西医分开治疗。高血压病、冠心病用西药。前列腺肥大引起尿频用中药，苦杏仁提壶揭盖，金樱子固肾缩尿，桂枝通阳化气，酸枣仁安神定志。

（韩双双　罗仁）

医案3

戴某某，男，51岁。

初诊：2019年4月26日。

主诉：尿频3月。

现病史：患者3月前无明显诱因出现尿频，排尿不尽，未予特殊处理，今来门诊就医。

刻下见：小便余沥不尽，腹胀，时有汗出，大便稀溏，小便频数，舌质红，苔黄，脉细。

体征：望诊，神志清楚，双目有神，呼吸平稳，表情自然，反应灵敏，面色如常，体形正常，目窠无肿，白睛不黄，唇色红，咽部不红，无乳蛾，胸廓对称，无血痣及斑疹，脊柱四肢无畸形，舌质红，苔黄。闻诊，语音清晰，语言流畅，无咳嗽、叹息声，未闻及特殊气味。切诊，肌肤温润适中，皮肤弹性可，腹软，无压痛及反跳痛。脉细。

辅助检查：超声检查提示前列腺增生。

既往史：无特殊。

中医诊断：尿频（肾虚湿热）。

西医诊断：尿路感染。

辨病辨证分析：尿频的病位主要在膀胱和肾，且与肝脾有关，多以肾虚为本，膀胱湿热为标。基本病机为湿热蕴结下焦，肾与膀胱气化不利。患者小便淋漓不尽，伴腰酸腹胀，可诊断为尿频。久淋不愈，耗伤正气，肾元下虚不固，气化统摄失职，终致本病。

治法：补脾益肾，清利湿热。

方药：罗氏尿频方加减。

黄芪20g	防风10g	黄芩15g
党参20g	白术15g	白芍15g
桂枝10g	茯苓15g	山药30g
金樱子30g	酸枣仁30g	百合30g
甘草5g		

共7剂，每日1剂，水煎服。

方中防风、党参、黄芪、白术、桂枝、白芍健脾温阳，淮山、金樱子、酸枣仁、百合宁神安神、固肾缩泉，黄芩、茯苓清热利湿，甘草调和诸药。

医嘱：避风寒，畅情志，调饮食，慎起居。

疾病证候转归：尿频应以预防为主，消除外邪入侵和湿热内生的易感因素，保持下阴清洁，不憋尿，预防各种原因引起的感染。养成良好的饮食习惯，避免食肥甘厚味、辛辣香燥之品，避免饮酒过度，注意生活起居，避免纵欲和过度劳累，积极治疗消渴、肺痨等疾病，从而减少尿频的发生。

二诊：2019年5月17日。

主诉：同前，服药后症状减轻。

刻下见：小腹胀，舌质红，苔黄，脉细。

中医诊断、西医诊断、辨病辨证分析：同前。

方药：在上方的基础上，加苍耳子10g、炒苦杏仁10g，二药可宣通肺气，上窍通则下窍利。

三诊：2019年7月5日。

主诉：同二诊时。

刻下见：无尿痛，舌质红，脉沉弦。

中医诊断、西医诊断、辨病辨证分析：同前。

方药：继服上方7剂，每日1剂，水煎服，分早晚两次温服。

医嘱：避风寒，畅情志，调饮食，慎起居。

按语：本例因前列腺增生而致尿频，也是临床常见表现，用尿频方补益脾肾缩小便则可；后加苍耳子、杏仁以通上窍利下窍，肺为水之上源也。首诊时，酸枣仁、百合、金樱子三药联用，宁心安神，亦为临床心得。

（杨馨雨　罗仁）

医案4

张某，女，31岁。

初诊：2018年12月28日。

主诉：尿频1周。

现病史：患者1周前无明显诱因出现尿频，未予特殊处理。

刻下见：尿频，无尿痛，纳可，梦多，舌质红，脉弦细。

体征：望诊，神志清楚，双目有神，呼吸平稳，表情自然，反

应灵敏，面色如常，体形正常，目窠无肿，白睛不黄，唇色红，咽部不红，无乳蛾，胸廓对称，无血痣及斑疹，脊柱、四肢无畸形。舌质红，苔薄。闻诊，语音清晰，语言流畅，无咳嗽、叹息声，未闻及特殊气味。切诊，肌肤温润适中，皮肤弹性可，腹软，无压痛及反跳痛，脉弦细。

辅助检查：2018年10月17日，妇科彩超，①子宫前位，大小正常，宫壁实质回声均匀，内膜厚约8mm。子宫及双附件区未见明显异常。②子宫直肠窝可见液性暗区，范围约66mm×23mm。2017年4月28日，双肾输尿管膀胱彩超，①右肾改变考虑双肾盂可能，建议静脉肾盂造影（IVP）检查。②左肾、膀胱未见明显异常。

既往史：尿道感染病史。

中医诊断：尿频（肾气不足）。

西医诊断：泌尿系统疾病。

辨病辨证分析：淋证是指以小便频数短涩，滴沥刺痛，欲出未尽，小腹拘急，或痛引腰腹为主要特征的病证。尿频也是劳淋的常见症状。淋证的病因可归结为外感湿热、饮食不节、情志失调、禀赋不足或劳伤久病这几个方面。基本病机为湿热蕴结下焦，肾与膀胱气化不利。其病位主要在膀胱与肾，并与肝、脾相关，多以肾虚为本，膀胱湿热为标。实则清利，虚则补益，为淋证的基本治则。湿热蕴结下焦，正气耗伤，脾肾两虚，膀胱气化无权，故小便频数短涩、淋漓不止。肾阴不足，虚火扰动，故患者梦多，舌红，脉弦细。

治法：补肾化浊。

方药：小生六汤加减。

黄芩15g	党参30g	熟地黄20g
麦冬15g	山药30g	牡丹皮15g
五味子10g	山茱萸20g	桂枝10g
荷叶10g	益母草30g	金樱子30g
柴胡15g	炙甘草5g	

共7剂，每日1剂，水煎服。

方中，黄芩清热燥湿，泻火解毒；党参补脾益肺，生津养血；熟地黄补血滋阴，益精填髓，麦冬养阴润肺，益胃生津；山药生津益肺，补脾养胃，补肾涩精；牡丹皮清热凉血，活血化瘀，散瘀消痈；又湿热损伤脾肾，膀胱气化无权，久病反复发作，尿频涩滞，余沥难尽，当补肾固涩，用五味子收敛固涩，益气生津，补肾宁心；山茱萸补益肝肾，收敛固涩。中气虚弱，脾虚气陷，膀胱气化无权，少腹坠胀，尿有余沥，故加柴胡疏肝理气，升举阳气。益母草清热调经，利水消肿；金樱子固精缩尿，桂枝助阳化气，荷叶升举清阳，炙甘草补脾益气，缓急止痛，调和诸药。

二诊：2019年1月4日。

病史：同前，病情稳定。

刻下见：排尿无力，睡眠有改善，夜卧多汗，舌质红，苔薄白，脉弦细。

中医诊断、西医诊断：同前。

处方：安神方加减。

百合30g	知母10g	浮小麦30g
党参30g	五味子10g	酸枣仁30g
麦冬15g	丹参15g	金樱子30g
益母草30g		

共7剂，每日1剂，水煎服，分早晚两次温服。

安神方重用酸枣仁、百合、知母以安神，党参、麦冬、五味子益气养阴，金樱子、益母草、丹参活血调经，固肾缩尿，浮小麦配百合安神除烦。

三诊：2019年1月11日。

病史：同前，病情稳定且有好转。

刻下见：排尿仍无力，睡眠差，牙龈肿痛，大便正常，舌质红，苔薄黄，脉弦。

中医诊断：尿频（肾气不足夹热）。

西医诊断：慢性尿路感染。

治法：清热利湿，通淋，培补肾气。

辨病辨证分析：湿热蕴结下焦，膀胱气化不利，故见小便频数短涩，灼热而刺痛，痛引小腹，溲色黄赤，湿热郁蒸，少阳枢机不利，舌质红，苔黄，牙龈肿痛。

方药：小生六汤加味。

黄芩15g	党参30g	熟地黄20g，
麦冬15g	山药30g	牡丹皮15g
五味子10g	山茱萸20g	酸枣仁30g
白芷10g	知母10g	柴胡15g
炙甘草5g		

共7剂，每日1剂，水煎服，分早晚两次温服。

四诊：2019年2月22日。

刻下见：仍觉尿痛，牙痛，口干，睡眠差，舌质红，少苔，脉弦。

中医诊断、西医诊断：同前。

方药：小生六汤加味。

黄芩15g	党参30g	熟地黄20g
麦冬15g	山药30g	牡丹皮15g
五味子10g	山茱萸20g	柴胡15g
陈皮10g	法半夏9g	百合15g
白芷10g	炙甘草5g	

共7剂，每日1剂，水煎服，分早晚两次温服。

五诊：2019年3月1日。

病史：同前。

刻下见：月经期，齿痛，舌质红，脉细数。

方药：小生六汤加味。

黄芩15g	党参30g	熟地黄20g
麦冬15g	山药30g	牡丹皮15g
五味子10g	山茱萸20g	柴胡15g
益母草30g	知母10g	酸枣仁30g
百合15g	露蜂房10g	炙甘草5g

共7剂，每日1剂，水煎服，分早晚两次温服。

在原方基础上加露蜂房，益肾温阳。

六诊：2019年3月8日。

刻下见：齿痛有改善，小便灼热感，口干，怕冷，大便稀，睡眠欠佳，多梦，舌质红，少苔，脉细。

方药：小生六汤加味。

黄芩15g	党参30g	熟地黄20g
麦冬15g	山药30g	牡丹皮15g
五味子10g	山茱萸20g	柴胡15g
益母草30g	酸枣仁30g	炙甘草5g

共7剂，每日1剂，水煎服，分早晚两次温服。

七诊：2019年3月22日。

刻下见：小便无力，睡眠差，睡后易醒，口干，舌淡红，脉细。

诊断：淋证，肾气不足兼少神。

治法：安神补肾。

方药：安神方加减。

酸枣仁30g	益母草30g	百合30g

知母10g	浮小麦30g	党参30g
麦冬15g	五味子10g	丹参15g
金樱子30g		

共7剂，每日1剂，水煎服，分早晚两次温服。

八诊：2019年3月29日。

刻下见：仍尿频，睡眠改善，舌质红，脉细。

中医诊断：淋证（肾气不足夹热）。

治法：清热利湿通淋，培补肾气。

方药：小生六汤加减。

黄芩15g	党参30g	熟地黄20g
麦冬15g	山药30g	牡丹皮15g
五味子10g	山茱萸20g	益母草30g
百合20g	金樱子30g	柴胡15g
炙甘草5g		

共7剂，每日1剂，水煎服，分早晚两次温服。

九诊：2019年5月31日。

刻下见：小便不适、有疼痛感，半月前发热，齿痛，睡眠可，大便正常，舌质红，脉细弱。

方药：小生六汤加味。

黄芩15g	党参30g	熟地黄20g
麦冬15g	山药30g	牡丹皮15g
五味子10g	山茱萸20g	苦杏仁10g
金樱子30g	柴胡15g	炙甘草5g

共7剂，每日1剂，水煎服，分早晚两次温服。

十诊：2019年6月14日。

病史：同前。

刻下见：小便不适，疼痛，口干，睡眠欠佳，大便干，舌质红，苔薄黄，脉细数。

方药：肾病Ⅳ号方加减。

鱼腥草30g	荷叶10g	酸枣仁30g
白茅根30g	百合30g	益母草30g
制何首乌15g	白花蛇舌草30g	炒苍术10g
牡丹皮15g	炙甘草5g	

共7剂，每日1剂，水煎服，分早晚两次温服。

方中，鱼腥草、白茅根、益母草、牡丹皮、白花蛇舌草清热解毒，利水消肿，利尿通淋；酸枣仁、百合养心安神；制何首乌补肝肾，益精血，强筋骨。

十一诊：2019年7月5日。

病史：同前。

刻下见：小便不适较之前有好转，大便稍稀，睡眠一般，舌质红，脉细弱。

中医诊断：淋证（气阴两伤）。

治法：益气养阴。

方药：小生六汤加减。

黄芩15g	金樱子30g	芡实30g
党参30g	熟地黄20g	麦冬15g
山药30g	牡丹皮15g	五味子10g
山茱萸20g	益母草30g	鱼腥草30g
柴胡15g	炙甘草5g	

共7剂，每日1剂，水煎服，分早晚两次服用。

十二诊：2019年7月12日。

病史：同前。

刻下见：小便不适稍减，无口干，舌质红，少苔，脉细。末次月经时间是2019年7月9日。

方药：小生六汤加减。

黄芩15g	酸枣仁30g	金樱子30g
芡实30g	党参30g	熟地黄20g
麦冬15g	山药30g	牡丹皮15g
五味子10g	山茱萸20g	益母草30g
鱼腥草30g	柴胡15g	炙甘草5g

共7剂，每日1剂，水煎服，分早晚两次温服。

医嘱：①保持清洁卫生，勤换衣物。②加强体育锻炼，增强身体素质。③避风寒，畅情志，调饮食，慎起居。④定期复查尿常规，不适随诊。

疾病预防调护：淋证应以预防为主，消除外邪入侵和湿热内生的易感因素。保持外阴清洁，多饮水，不憋尿，预防各种原因引起的感染。养成良好的饮食习惯，忌过食肥甘厚味、辛辣香燥之品，避免饮酒过度；注意生活起居，避免纵欲和过度劳累，房事后应排尿，以防止秽浊之邪从尿道上犯膀胱。尽量避免导尿及泌尿道的器械检查，以防外邪带入膀胱。妇女尤其应注意月经期、妊娠期和产后期的外阴卫生，以免体虚感邪。淋证患者，饮食宜清淡，多饮水。急性期应禁房事，注意休息。经治疗症状消失后不可立即停药，应进一步巩固疗效，防止复发。

按语： 患者首诊为尿频，从劳淋论治，以小生六汤加桂枝、金樱子、益母草；二诊夜卧多汗，加浮小麦、百合；三诊、四诊齿痛，加白芷；十诊小便痛（尿路感染），为热淋之属，改用肾病Ⅳ号方清热利湿、通淋解毒；后以小生六汤善后巩固。

（杨馨雨　罗仁）

医案5

张某某，男，44岁。

初诊：2019年1月4日。

主诉：夜尿30余年。

刻下见：腰酸，纳差，舌质淡暗，苔薄黄，脉弦细。

既往史：面部湿疹，左肾多发性结石，曾予手术治疗。

中医诊断：尿频（肾虚证）。

西医诊断：尿频。肾结石。

辨病辨证分析：尿频的病位主要在膀胱与肾，并与肝、脾有关，多以肾虚为本，膀胱湿热为标。基本病机为湿热蕴结下焦，肾与膀胱气化不利。该患者夜尿30多年，伴腰酸，可诊断为尿频。久淋不愈，耗伤正气，肾元下虚不固，气化统摄失职，终致本病。

治法：培元固本，温补肾阳。

方药：小生六汤加减。

黄芩15g	党参30g	熟地黄20g
麦冬15g	山药30g	牡丹皮15g
五味子10g	山茱萸20g	柴胡15g
金樱子30g	益智仁30g	酸枣仁30g
炙甘草5g		

共7剂，每日1剂，水煎服，分早晚两次温服。

方中，党参补脾益肺，生津养血；熟地黄补血滋阴，益精填髓，麦冬养阴润肺，益胃生津；山药生津益肺，补脾养胃，补肾涩精；黄芩清热燥湿，泻火解毒；牡丹皮清热凉血，活血化瘀；肾阳亏虚，失于固摄，故用五味子、酸枣仁、益智仁、金樱子收敛固涩，益气生津，补肾安神；山茱萸补益肝肾，收敛固涩；柴胡疏散退热，升举阳气；炙甘草补脾益气，缓急止痛，调和诸药。

二诊：2019年5月10日。

病史：同前。

刻下见：夜尿频，舌质红，苔白，脉细。

中医诊断、西医诊断、辨病辨证分析：同前。

方药：小生六汤加减。

黄芩15g	桂枝10g	白术15g
苦杏仁10g	党参30g	熟地黄20g
麦冬15g	山药30g	牡丹皮15g
五味子10g	山茱萸20g	炙甘草5g
金樱子30g	益智仁30g	柴胡15g

共7剂，每日1剂，水煎服，分早晚两次服用。

医嘱：注意清洁卫生，勤换衣物。饮食清淡忌油腻生冷。

疾病预防调护：尿频应以预防为主，消除外邪入侵和湿热内生的易感因素，保持下阴清洁，不憋尿，预防各种原因引起的感染。养成良好的饮食习惯，避免食肥甘厚味、辛辣香燥之品，避免饮酒过度，注意生活起居，避免纵欲和过度劳累，积极治疗消渴、肺痨等疾病，以减少尿频的发生。

按语：肾主水，故肾虚则尿频，用小生六汤加金樱子、益智仁、酸枣仁宁心安神，固肾缩尿，症状缓解后，可改用排石汤治疗肾结石。

（杨馨雨 罗仁）

三、尿浊

医案1

姚某某，女，35岁。

初诊：2019年5月27日。

主诉：发现血尿1年，腰痛不适1月余。

刻下见：神志清楚，精神可，睡眠欠佳，腰痛，月经量少，舌淡红，脉细。

体征及辅助检查：肾活检示IgA肾病，现每天服用泼尼松15mg。2019年4月29日，尿常规检查示尿潜血（＋）。

中医诊断：血尿（脾肾亏虚证）。

西医诊断：IgA肾病。

辨病辨证分析：患者为女性，慢性病程，以血尿为主要表现，属中医血尿范畴。久病迁延不愈，精微下泄过多，导致脾肾两伤，脾虚中气下陷，肾虚固摄无权，封藏失职。腰为肾之府，肾阴不足，阳无以生，局部脉络不通，则腰部酸软疼痛。肝肾不足，血海无以充盈，则月经量少；虚火上炎，内扰心神，则睡眠不安，舌淡红，脉细，为脾肾亏虚之征象。

治法：健脾补肾，凉血解毒。

方药：肾病Ⅰ号方加减。

鱼腥草30g	益母草30g	党参30g
黄芩15g	丹参15g	白术20g
北柴胡15g	熟地黄20g	杜仲20g
侧柏叶10g	陈皮10g	炙甘草5g

共7剂，每日1剂，水煎服。

二诊：2019年6月3日。

病史：同前。

刻下见：神志清楚，精神可，舌淡红，脉弦细。

中医诊断、西医诊断、治法：同前。

方药：小生六汤加减。

山药30g	党参30g	熟地黄20g
荷叶20g	麦冬15g	酒萸萸20g
五味子10g	百合20g	柴胡15g
黄芩15g	牡丹皮15g	杜仲20g
白术20g	白茅根10g	炙甘草5g

共7剂，每日1剂，水煎服。

疾病证候转归：患者病情稳定，无明显不适，继续观察。

按语：患者为IgA肾病，已服用激素控制病情；配合中医药健脾固肾，凉血解毒，可减少激素治疗的副作用，进一步提高疗效。

（翁广健 罗仁）

医案2

彭某某，女，64岁。

初诊：2018年3月30日。

主诉：发现泡沫尿1年余。

现病史：患者1年余前无意中发现尿中有泡沫，无肉眼血尿，无尿频、尿急、尿痛，诊断为慢性肾炎。

刻下见：腰酸、腰胀，耳鸣，口干，纳一般，睡眠差，尿中少许泡沫，大便正常。舌质红，脉弦。

体征及辅助检查：颜面、眼睑无浮肿，双下肢无明显浮肿。2018年3月28日，尿常规检查：尿蛋白（++）。

既往史：无特殊。

中医诊断：尿浊（阴虚证）。

西医诊断：慢性肾炎。

辨病辨证分析：患者以泡沫尿为主要表现，故辨病为尿浊；蛋白为精微物质，其中所含的水谷精气为至阴之精，应藏于肾。患者年老体虚，肾虚不固，阴精下泄从尿排出，故见尿浊；腰为肾之府，肾阴亏虚，故见腰酸、腰胀；肾开窍于耳，故耳鸣；阴虚火旺，扰乱心神，故眠差；口干，舌质红，脉弦，均为阴虚之象。四诊合参，故辨证为阴虚。

治法：益气养阴，补益脾肾。

方药：小生六汤加味。

党参30g	益母草30g	杜仲30g
山药30g	熟地黄20g	山茱萸20g
柴胡15g	黄芩15g	麦冬15g
牡丹皮15g	石菖蒲10g	五味子10g
炙甘草5g		

共7剂，每日1剂，水煎至400mL，分早晚两次温服。

方中，党参补益脾肺，益气生津；熟地黄滋阴益肾，填精益髓；柴胡疏肝解郁；三者合用，补肾调肝，益气养阴，为君药。山药气阴双补，平补三焦；山茱萸补益肝肾，收敛固涩，与熟地黄相伍，为"三补"之意。麦冬养阴清热，五味子酸温敛阴，二者与党参合用为"生脉散"之意，益气生津，为臣药。佐以牡丹皮、黄芩清热凉血、燥湿，清除郁热、虚热，又黄芩、柴胡、党参为"小柴胡"之意。炙甘草益气补脾，调和诸药，为使药。杜仲补肝肾，强筋骨；益母草活血祛瘀，凉血解毒；石菖蒲与熟地黄同用，固肾通窍，可治耳鸣。诸药合用，共奏益气养阴、补肾调肝、清热祛湿之功。

医嘱：慎起居，避风寒，预防感冒。避免肾毒性药物。

二诊：2018年4月13日。

病史：同前。

刻下见：因尿路感染口服消炎药，出现肝功能异常。

体征及辅助检查：颜面、眼睑无浮肿，双下肢无明显浮肿。

2018年4月13日，尿常规检查：尿蛋白（＋），尿潜血（＋）。

中医诊断、西医诊断、治法、辨病辨证分析：同前。

方药：小生六汤加味。

党参30g	益母30g	杜仲30g
山药30g	熟地黄20g	山茱萸20g
柴胡15g	黄芩15g	麦冬15g
牡丹皮15g	石菖蒲10g	五味子10g
百合30g	茵陈30g	白茅根30g
炙甘草5g		

共7剂，每日1剂，水煎至400mL，分早晚两次温服。

在原方的基础上加茵陈利湿退黄，百合加强养阴，白茅根凉血利尿。

疾病证候转归：患者尿蛋白较前期减少，尿潜血（＋），因尿路感染口服消炎药后阴虚更甚，故应加强滋阴凉血。

医嘱：慎起居，避风寒，预防感冒。避免肝肾毒性药物。

三诊：2018年5月4日。

病史：同前。

刻下见：症状较之前减轻，腰酸、腰胀、耳鸣好转，无口干，纳眠尚可，尿中少许泡沫，大便正常，舌质红，苔薄黄，脉沉弦。

体征及辅助检查：颜面、眼睑无浮肿，双下肢无明显浮肿。

中医诊断、西医诊断、辨病辨证分析：同前。

治法：调和气血，涩精益气。

方药：罗氏肾病Ⅰ号方加味。

党参30g	益母草30g	牡蛎30g
柴胡15g	熟地黄20g	黄芩15g

丹参15g　　　炒苍术10g　　　制厚朴10g

炙甘草5g

共7剂，每日1剂，水煎至400mL，分早晚两次温服。

方中，熟地黄滋阴补肾，填精益髓；柴胡疏散外邪，疏肝理气，合熟地黄使肝肾藏泄有度；党参益脾肺气，脾健则清阳升；牡蛎敛阴固精；丹参、益母草活血祛瘀，凉血解毒；黄芩、苍术、制厚朴清热解毒，理气燥湿，利尿通淋；炙甘草调和诸药。诸药合用，益脾气，补肝肾，活血祛瘀，解毒。

疾病证候转归：症状好转。

医嘱：慎起居，避风寒，预防感冒；避免肾毒性药物。

按语：蛋白尿，尿中有血，症见腰酸、口干、睡眠差、舌质红、脉细。辨证为肾阴虚，以小生六汤加白茅根治之，继续用肾病Ⅰ号方。

（谢丽芬　罗仁）

医案3

史某某，男，29岁。

初诊：2019年5月24日。

主诉：发现尿常规异常2年余。

现病史：患者2年前体检时发现尿常规异常，尿常规示尿蛋白（+++），尿潜血（+++），曾有肉眼血尿史，无尿频、尿急、尿痛，服中药治疗，效果尚可，近期查尿蛋白（++）。

刻下见：神志清楚，精神可，面色无华，诉无明显不适，大便正常，小便有泡沫，平素晚睡（凌晨3～4点睡觉），舌质红，苔黄，脉弦。

体征及辅助检查：心肺听诊无异常，腹部无压痛，双肾区无叩击痛，输尿管各个压痛点均无压痛。眼睑无水肿，双下肢无水肿。

既往史：无特殊。

中医诊断：尿浊（脾肾阴虚）。

西医诊断：慢性肾炎。

辨病辨证分析：患者为青年男性，以泡沫尿、血尿为主要表现，故辨病为尿浊。《景岳全书》谓："后天之精，以至阴之液，本于十二脏之生化，不过藏之于肾。"患者平素工作压力大，经常熬夜，耗伤阴津，肾阴亏耗，阴虚火旺，邪热内生，灼伤脉络，络破血溢，故见血尿；久病及脾肾，肾不藏精，脾失健运，升清降浊失司，精微下注，故尿浊；舌质红，苔黄，脉弦，为热象表现。四诊合参，辨证为脾肾阴虚。

治法：健脾益肾，清热凉血。

方药：小生六汤加味。

黄芩15g	党参30g	熟地黄20g
麦冬15g	山药30g	牡丹皮15g
五味子10g	山茱萸20g	柴胡15g
益母草30g	侧柏叶20g	焯苦杏仁10g
百合30g	炙甘草5g	

共21剂，每日1剂，水煎至400mL，分早晚两次温服。

医嘱：慢性病程，可治疗，树立信心；预防感冒，低盐低脂、优质蛋白饮食，避免肾毒性药物；门诊随访。

二诊：2019年6月14日。

刻下见：患者无明显不适，精神可，纳眠可，小便泡沫减少，大便正常，舌质暗红，苔黄，脉弦细。

体征及辅助检查：腹部无压痛，双肾区无叩击痛，输尿管各个压痛点均无压痛。眼睑无水肿，双下肢无水肿。尿常规检查：尿蛋白（++），尿潜血（+++）。

中医诊断、西医诊断、治法：同前。

方药：肾病Ⅰ号方加减。

熟地黄20g	丹参15g	柴胡15g
黄芩15g	党参30g	鱼腥草30g
牡蛎30g	益母草30g	荷叶10g
白茅根30g	燀苦杏仁10g	侧柏叶20g
桃仁10g	炙甘草5g	

共14剂，每日1剂，水煎至400mL，分早晚两次温服。

疾病证候转归：患者尿潜血增加，阴虚内热更甚，加强凉血止血。

医嘱：慢性病程，可治疗，树立信心；预防感冒，低盐低脂、优质蛋白饮食，避免肾毒性药物；门诊随访。

按语：慢性肾炎的发生发展与五脏相关，故用小生六汤调理五脏。继续用肾病Ⅰ号方巩固，益母草去蛋白尿，荷叶、侧柏叶治血尿。

（谢丽芬　罗仁）

医案4

梁某某，女，34岁。

初诊：2019年5月6日。

主诉：发现蛋白尿1月余。

现病史：晨起尿多、有泡沫，疲劳乏力，腰酸腿软。

刻下见：唇甲色淡，头晕，睡眠差，胃口一般，大便可，舌红，少苔，脉弦细。

体征及辅助检查：尿蛋白（＋），尿潜血（＋）。

中医诊断：尿浊（肝肾亏虚）。

西医诊断：IgA肾病。

辨病辨证分析：患者以蛋白尿为主症，属于中医"尿浊"范畴。肾为先天之本，主藏精，而蛋白属于精微物质，相当于中医中的精。肾亏则精泻，肾失调摄，故腰膝酸软、尿多伴泡沫。女子又以肝为先天，肝藏血，血虚则无力濡养脏腑，容易出现头晕、睡眠差、唇甲色淡。肝肾亏虚，精血自外泻，容易出现蛋白尿和血尿，舌红，少苔，脉弦细。四诊合参，辨证为肝肾亏虚。

治法：补肝益肾，逐瘀利尿。

方药：肾病Ⅱ号方加减。

煅牡蛎30g	白茅根30g	山药30g
连翘10g	酒萸黄20g	大蓟根20g
熟地黄20g	荷叶10g	益母草30g
侧柏叶10g	炙甘草5g	

共14剂，每日1剂，水煎两次，分早晚两次服用。

医嘱：门诊随访。

二诊：2019年5月20日。

主诉：发现蛋白尿1月余。

刻下见：尿泡沫减少，双下肢轻微水肿，月经正常，睡眠一般，大便可，舌红，脉沉细。

体征及辅助检查：尿潜血（++）。

中医诊断：尿浊（肝肾亏虚）。

西医诊断：IgA肾病。

辨病辨证分析：患者以蛋白尿为主症，属于中医"尿浊"范畴。肾为先天之本，主藏精，女子又以肝为先天，肝藏血，肝肾亏虚，多表现为肾气虚和肝血虚，精血外泻，出现尿血和尿浊，气虚无力行水，出现下肢水肿，舌红，脉沉细。四诊合参，辨证为肝肾亏虚。

治法：补肝益肾，逐瘀利尿。

方药：肾病Ⅱ号方加减。

煅牡蛎30g	白茅根30g	山药30g
苦杏仁10g	酒萸黄20g	大蓟根20g
熟地黄20g	荷叶10g	益母草30g

側柏叶10g　　　炙甘草5g

共14剂，每日1剂，水煎两次，分早晚两次服用。

医嘱：门诊随访。

疾病证候转归：蛋白尿有所减轻，上方有效，继续使用肾病Ⅱ号方，去连翘，加苦杏仁加减。

三诊：2019年6月3日。

主诉：发现蛋白尿1月余。

刻下见：尿泡沫增，多伴肉眼血尿，晨起鼻塞流涕，咽干、咽痒，睡眠一般，胃口可，大便调，舌红，苔黄，脉细数。

体征及辅助检查：尿蛋白（＋），尿潜血（＋＋）。

中医诊断：尿浊（外感风热）。

西医诊断：IgA肾病。

辨病辨证分析：患者以蛋白尿为主症，属于中医"尿浊"范畴。肾为先天之本，主藏精，而蛋白属于精微物质，相当于中医中的精，女子又以肝为先天，肝藏血，肝肾亏虚，精血自外泻。肝肾亏虚日久，卫气亏虚，无法抵御外邪，风热袭肺，肺失宣降，出现鼻塞流涕，又热灼津液，故咽干、咽痒，舌红，苔黄，脉细数。四诊合参，辨证为外感风热。

治法：疏风清热，摄精益气。

方药：肾病Ⅰ号方加减。

魚腥草30g　　　益母草30g　　　党参30g

丹参15g　　　连翘10g　　　北柴胡15g

黄芩15g　　　熟地黄20g　　　苦杏仁10g

荷叶10g　　　侧柏叶10g　　　炙甘草5g

共14剂，每日1剂，水煎两次，分早晚两次温服。

医嘱：门诊随访。

疾病证候转归：患者出现咽干咽痒、鼻塞流涕、舌红苔黄等症状，考虑表虚外感风热，可使用清热药较多的肾病Ⅰ号方加减。

四诊：2019年6月17日。

主诉：发现蛋白尿1月余。

刻下见：晨起尿多泡沫，咽痒，疲劳乏力，偶有耳鸣，大便调，胃口一般，舌暗红，脉细。

体征及辅助检查：尿潜血（++）。

中医诊断：尿浊（肝肾亏虚）。

西医诊断：IgA肾病。

辨病辨证分析：患者以蛋白尿为主症，属于中医尿浊范畴。肾为先天之本，开窍于耳，主藏精，而蛋白属于精微物质，相当于中医中的精，精亏则出现疲劳乏力、耳鸣之症，女子以肝为先天，肝藏血，肝肾亏虚，精血自外泻，肾阴亏虚，肾水失养，无法上承于咽，故咽痒，又肝肾亏虚，虚火内旺，舌色偏暗红，脉细。四诊合参，辨证为肝肾亏虚。

治法：补肝益肾，逐瘀利尿。

方药：肾病Ⅱ号方加减。

煅牡蛎30g	白茅根30g	山药30g
苦杏仁10g	酒茱萸20g	大蓟根20g
熟地黄20g	连翘10g	侧柏叶10g
炙甘草5g		

共14剂，每日1剂，水煎两次，分早晚两次服用。

医嘱：门诊随访。

疾病证候转归：患者咽干症状有所好转，出现咽痒，考虑肝肾亏虚所致的虚痒，重新选用肾病Ⅱ号方加减治疗。

五诊：2019年7月1日。

主诉：发现蛋白尿1月余。

刻下见：右踝关节水肿，按之凹陷不起，胃口一般，睡眠差，口干，舌质红，脉细。

体征及辅助检查：尿蛋白（+），尿潜血（++）。

中医诊断：水肿（肝肾亏虚）。

西医诊断：IgA肾病。

辨病辨证分析：患者以右踝关节水肿为主症，属于中医"水肿"范畴。肾为先天之本，主水液代谢，水肿多以水液代谢障碍有关，女子又以肝为先天，肝藏血，肝肾亏虚，精血自外泻，水液失去肾的蒸腾气化，无法正常输布和排泄，出现水肿。而肝肾亏虚，虚火内旺，出现睡眠差、口干咽红等症状，舌质红，脉细。四诊合参，辨证为肝肾亏虚。

治法：补肝益肾，逐瘀利尿。

方药：肾病Ⅱ号方加减。

煅牡蛎30g	白茅根30g	山药30g
益母草30g	酒萸萸20g	大蓟根20g
熟地黄20g	荷叶10g	侧柏叶20g
苦杏仁10g	炙甘草5g	

共14剂，每日1剂，水煎两次，分早晚两次服用。

医嘱：门诊随访。

疾病证候转归：患者咽部症状好转，上方有效。现患者出现右踝关节水肿，可在肾病Ⅱ号方的基础上加入益母草，祛瘀利水。

六诊：2019年7月15日。

主诉：发现蛋白尿1月余。

刻下见：尿泡沫多，睡眠较差，五心烦热，大便干，胃口一般，舌红，苔黄，脉细数。

体征及辅助检查：尿蛋白（+），尿潜血（+）。

中医诊断：尿浊（阴虚火旺）。

西医诊断：IgA肾病。

辨病辨证分析：患者以蛋白尿为主症，属于中医尿浊范畴。肾为先天之本，主藏精，而蛋白属于精微物质，相当于中医中的精，肾阴亏虚，虚火上炎，故睡眠较差，阴虚则阳亢，出现五心烦热、大便干结等热证，舌质红，苔黄，脉细数。四诊合参，辨证为阴虚火旺。

治法：滋阴补肾，逐瘀利尿。

方药：肾病Ⅱ号方加减。

煅牡蛎30g	白茅根30g	山药30g
酒女贞子20g	酒萸黄20g	大蓟根20g
熟地黄20g	荷叶10g	侧柏叶20g
苦杏仁10g	益母草30g	墨旱莲20g
炙甘草5g		

共14剂，每日1剂，水煎两次，分早晚两次温服。

医嘱：门诊随访。

疾病证候转归：患者水肿症状缓解，上方有效。现多为肝肾亏虚日久，阴虚火旺证，选用肾病Ⅱ号方加墨旱莲和酒女贞子，滋阴降火。

七诊：2019年7月25日。

主诉：发现蛋白尿1月余。

刻下见：尿泡沫多，口干，睡眠一般，肌肤甲错，胃口一般，大便可，舌质红，脉细。

体征及辅助检查：尿蛋白（＋），尿潜血（＋）。

中医诊断：尿浊（肝肾亏虚）。

西医诊断：IgA肾病。

辨病辨证分析：患者以蛋白尿为主症，属于中医"尿浊"范畴。肾为先天之本，主藏精，而蛋白属于精微物质，相当于中医中的精，女子又以肝为先天，肝藏血，肝肾亏虚，精血自外泻，出现肌肤甲错，肾阴亏虚，肾水失养，无法上承于咽，故口干、舌红、脉细。四诊合参，辨证为肝肾亏虚。

治法：补肝益肾，逐瘀利尿。

方药：肾病Ⅱ号方加减。

煅牡蛎30g	白茅根30g	山药30g
百合20g	酒茱萸20g	大蓟根20g
熟地黄20g	荷叶10g	侧柏叶20g
益母草30g	炙甘草5g	

共14剂，每日1剂，水煎两次，分早晚两次温服。

医嘱：门诊随访。

疾病证候转归：患者辨证为肝肾亏虚，睡眠质量稍有好转，可在肾病Ⅱ号方的基础上加百合，安神助睡眠。

按语：IgA肾病，以血尿为主者，多为阴虚，故宜养阴固肾、凉血止血，方用肾病Ⅱ号方为主。

（王姝婉　罗仁）

医案5

王某某，男，14岁。

初诊：2018年7月20日。

主诉：排尿浑浊1周。

现病史：患者1周前出现排尿时尿液浑浊，小便色白，量多，伴刺痛难忍，未予特殊治疗。自发病以来，精神可，饮食、睡眠一般，无发热，无咳嗽、咳痰，无胸闷、心悸，大小便可，体重无明显改变。

刻下见：关节痛，腹痛，无皮疹，疲劳乏力，易感冒，睡眠差、难入睡、易醒，舌质红，苔薄白，脉弦细。

体征：望诊，神志清楚，双目有神，呼吸平稳，表情自然，反

应灵敏，面色如常，体形正常，目窠无肿，白睛不黄，唇色红，咽部不红，无乳蛾。胸廓对称，无血痣及斑疹，脊柱、四肢无畸形，舌质红，苔薄白。闻诊，语音清晰，语言流畅，无咳嗽、叹息声，未闻及特殊气味。切诊，肌肤温润适中，皮肤弹性可，腹软，无压痛及反跳痛，脉弦细。

辅助检查：尿蛋白（++）。

既往史：2013年出现过敏性紫癜、紫癜性肾炎，予泼尼松等治疗，现已痊愈。

中医诊断：尿浊（脾肾气虚）。

西医诊断：紫癜性肾炎。

辨病辨证分析：尿浊是以小便浑浊，白如泔浆，排尿时有疼痛、涩滞感为主症的病证。本病发生多因湿热下注、脾肾亏虚所致。初起以湿热为多，属实证，治宜清热利湿。病久则脾肾亏虚，治宜补脾肾，固摄下元，虚实夹杂者，应标本兼顾。患者舌质红，脉弦细，此为脾肾气虚，气血生化无源，推动无力所致。

治法：健脾益肾，升清固摄。

方药：小生六汤加减。

柴胡15g	百合20g	黄芩15g
党参30g	熟地黄20g	麦冬15g
山药30g	牡丹皮15g	五味子10g
山茱萸20g	青蒿15g	益母草30g
荷叶10g	炙甘草5g	

共7剂，每日1剂，水煎服，分早晚两次温服。

方中，黄芩清热燥湿，泻火解毒；党参补脾益肺，生津养血；熟地黄补血滋阴，益精填髓；麦冬养阴润肺，益胃生津；山药生津益肺，补脾养胃，补肾涩精；牡丹皮清热凉血，活血化瘀，散瘀消痛；又湿热损伤脾肾，膀胱气化无权，水液聚集下焦，当补肾固涩，五味子收敛固涩，益气生津，补肾宁心；山茱萸补益肝肾，收敛固涩。中气虚弱，脾虚气陷，水液运行无力，故加柴胡疏散退热，升举阳气；益母草清热解毒，利水消肿；荷叶、百合、青蒿清透暑热而安神；炙甘草补脾益气，缓急止痛，调和诸药。

二诊：2018年8月10日。病史同前，复查尿常规正常，无不适。

刻下见：大便正常，舌质红，苔白，脉弦细。

中医诊断、西医诊断、辨病辨证分析：同前。

继服上方，另加苍耳子10g、桑叶10g。苍耳子祛风除湿，桑叶清热利湿，共奏利湿之功。

共7剂，每日1剂，水煎服，分早晚两次温服。

三诊：2018年8月24日。病史同前。

刻下见：眠差，大便秘结，舌红，苔薄白，脉弦。

中医诊断及辨证同前。

继服上方，另加菟丝子30g、淡竹叶10g。菟丝子补益肝肾，固精缩尿止泻；淡竹叶清热泻火，利尿通淋。

共7剂，每日1剂，水煎服，分早晚两次温服。

四诊：2018年10月12日。病史同前。

刻下见：睡眠可，大便正常，舌红，苔薄白，脉缓。复查尿常规正常。

中医诊断、西医诊断、辨病辨证分析：同前。

方药：

黄芩15g	蒲公英20g	党参30g
熟地黄20g	麦冬15g	山药30g
牡丹皮15g	五味子10g	山茱萸20g
苍耳子10g	柴胡15g	黄芪30g
白术10g	防风10g	炙甘草5g

共7剂，每日1剂，水煎服，分早晚两次温服。

医嘱：避风寒，畅情志，调饮食，慎起居。

疾病预防调护：泌尿系疾病应以预防为主，消除外邪入侵和湿热内生的易感因素，保持下阴清洁，不憋尿，预防各种原因引起的感染。养成良好的饮食习惯，避免食肥甘厚味、辛辣香燥之品，避免饮酒过度，注意生活起居，避免纵欲和过度劳累，积极治疗消渴、肺痨等疾病，从而减少泌尿系疾病的发生。

按语：紫癜性肾炎，病邪已由表入里，治以健脾固肾为主，用小生六汤主之；加荷叶、益母草治疗血尿和蛋白尿；加青蒿清解郁热，调节免疫力。

（杨馨雨　罗仁）

四、尿血

医案1

刘某，女，时年38岁。

初诊：2018年11月30日。

主诉：高热后血尿3天。

现病史：患者5天前无明显诱因出现发热，最高体温达39.0℃，3天前出现肉眼血尿，无夹杂血块，无明显尿痛，纳眠可，大便正常，舌质红，苔白，脉缓。

体征及辅助检查：心、肺、腹无明显异常，尿常规：尿蛋白（++），尿潜血（+++），尿白细胞（++），红细胞（+++）。

既往史：慢性肾小球肾炎（简称慢性肾炎）病史10年。

中医诊断：尿血（下焦湿热证）。

西医诊断：慢性肾炎。

辨病辨证分析：患者感受外邪侵袭，发为热病，热病损伤脉络，迫血妄行，血液溢出脉外，下渗膀胱，随小便而出，即为尿血。

治法：清热利湿，凉血止血。

方药：肾病Ⅳ号方加减。

鱼腥草30g	柴胡15g	蒲公英30g
侧柏叶20g	淡竹叶15g	白茅根15g
益母草30g	苍术10g	牡丹皮15g
白花蛇舌草30g	炙甘草5g	

共7剂，每日1剂，水煎服。

二诊：2018年12月7日。

主诉：高热后血尿10天。

现病史：同前。服药后热退，仍有肉眼血尿，偶有咳嗽，舌质暗红，苔白，脉沉细。

体征及辅助检查：心、肺、腹无明显异常，尿常规：尿蛋白（++），尿潜血（+++），尿白细胞（++），红细胞（+++）。

中医诊断、西医诊断、治法：同前。

方药：肾病Ⅱ号方。

熟地黄20g	苦杏仁10g	桃仁10g
山药30g	煅牡蛎30g	酸枣仁30g
荷叶10g	侧柏叶20g	益母草30g
大蓟20g	山茱萸20g	白茅根30g
炙甘草5g		

共7剂，每日1剂，水煎服。

疾病证候转归：服药后热退，血尿明显减轻，尿常规提示尿白细胞稍减，仍用肾病Ⅱ号方。

按语： 患者有慢性肾炎病史10年，因外感而致血尿加重，是外邪引发旧疾，首诊以下焦湿热论，治以清热利湿、凉血止血之肾病

IV号方，邪去以后，仍应以清热利湿、凉血止血为主。故改用肾病Ⅱ号方。对于慢性病，应视不同阶段的病情变化，随证而施。

（韩双双　罗仁）

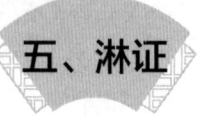

五、淋证

医案1

李某某，女，41岁。

初诊：2019年8月12日。

主诉：尿急、尿痛半年余。

现病史：患者半年多前无明显诱因出现排尿不适。无发热，无肉眼血尿，尿中无泡沫，尿量无明显变化，未予重视，未经治疗，半年多来症状时有反复。

刻下见：尿急，小便时有热痛感，小腹时有拘急不适，睡眠一般，胃纳正常，大便正常，舌质红，苔黄，脉细。

体征及辅助检查：心、肺、腹无明显异常。尿常规：尿白细胞（++）。

既往史：无特殊。

中医诊断：淋证（湿热下注证）。

西医诊断：尿路感染。

辨病辨证分析：患者以尿急、尿痛为主症，辨病属中医淋证的范畴。患者是中年女性，素体湿热较重，湿热蕴结下焦，膀胱气化不利，小便灼热刺痛，诊断为淋证。舌质红，苔黄，脉细。四诊合参，辨证为湿热下注。

治法：清热利湿，通淋。

方药：肾病Ⅳ号方。

鱼腥草30g　　白花蛇舌草30g　　益母草30g

白茅根30g　　黄柏10g　　　　　炒苍术10g

牡丹皮15g　　荷叶10g　　　　　炙甘草5g

共7剂，每日1剂，水煎服。

医嘱：①避风寒，慎起居，调饮食，畅情志；②按时服药，门诊随访。

按语： 湿热下注，尿急、尿痛，治以肾病Ⅳ号方清热通淋。

（韩双双　罗仁）

医案2

余某某，男，41岁。

初诊：2018年12月28日。

主诉：左侧腰背部绞痛不适1天。

现病史：患者1天前无明显诱因出现左侧腰背部绞痛不适，休息后未缓解。自发病以来，精神可，饮食、睡眠一般，无发热，偶有咳嗽、咳痰，无胸闷、心悸，大小便可，体重无明显改变。

刻下见：左腰部压痛，舌淡暗，脉沉，二便调。

体征：望诊，神志清楚，双目有神，呼吸平稳，表情自然，反应正常，面色红润，体形正常，目窠无肿，目睛不黄，唇色红，咽部稍红，胸廓对称，无面痣及斑疹，脊柱、四肢无畸形，舌淡暗，苔薄白。闻诊，语音清晰，语言流畅，偶有咳嗽，叹息声，未闻及特殊气味。切诊，肌肤温润适中，皮肤弹性可，腹软，无压痛及反跳痛，脉沉。

辅助检查：泌尿系彩超显示左肾多发结石、有轻度积液，右肾囊性病变。2018年12月17日，肾功能：肌酐176μmol/L，尿常规：尿蛋白（+），红细胞（++）。

既往史：2015年曾行碎石术。

中医诊断：石淋（湿热下注证）。

西医诊断：肾结石。

辨病辨证分析：淋证是指以小便频数短涩，滴沥刺痛，欲出未尽，小腹拘急，或痛引腰腹为主要特征的病证。淋证的病因可归结为外感湿热、饮食不节、情志失调、禀赋不足或劳伤久病。基本病机为湿热蕴结下焦，肾与膀胱气化不利。其病位主要在膀胱与肾，并与肝脾相关，多以肾虚为本，膀胱湿热为标。实则清利，虚则补益，为淋证的基本治则。中医石淋，尿中夹砂石，排尿涩痛，或排尿时突然中断，尿道窘迫疼痛，少腹拘急，多呈突发，一侧腰腹绞痛难忍，甚则牵及外阴，尿中带血。患者因湿热蕴结下焦，煎熬尿液成石，砂石阻滞，膀胱气化失司，故尿中时有砂石，小便艰涩或排尿时中断，尿道窘迫疼痛。

治法：清利湿热，通淋化石。

方药：罗氏排石汤加减。

黄芪30g	生地黄10g	乌药10g
怀牛膝15g	金钱草30g	海金沙15g
滑石30g	冬葵子20g	车前子15g
槟榔15g	威灵仙15g	白茅根15g
荷叶15g	炙甘草5g	

共7剂，每日1剂，水煎服，分早晚两次温服。

方中金钱草、海金沙、滑石、车前子清热利湿通淋，冬葵子、白茅根清热利尿，乌药、怀牛膝温补肝肾，黄芪、槟榔补气行气、利水消肿。

二诊：2019年1月4日。

病史同前。患者病情稳定，继服上方7剂。

三诊：2019年1月11日，病史同前。

刻下见：左腰部酸胀，舌淡暗、边有齿印，苔白，脉沉弦。

中医诊断、西医诊断、辨病辨证分析：同前。

方药：肾病Ⅲ号方加减。

海藻30g	黄芪30g	丹参20g
熟地黄20g	煅牡蛎30g	鱼腥草30g
荆芥穗10g	荷叶10g	百合15g
葶苈子15g	何首乌30g	牛膝10g
车前子20g	金钱草30g	

共7剂，每日1剂，水煎服，分早晚两次温服。

方中，海藻、煅牡蛎软坚散结，收敛固涩脾肾；葶苈子、牛膝、车前子、金钱草清利湿热，利胆退黄；鱼腥草、丹参祛瘀解毒；黄芪、熟地黄、何首乌补益肝肾，补气滋阴；荆芥穗、荷叶升清透表解毒。

四诊：2019年1月18日。病史同前。

刻下见：服药后自觉左侧腰部胃酸痛，咽干，舌质淡红，脉细。

中医诊断、治法：同前。

方药：小生六汤加减。

黄芩15g	党参30g	熟地黄20g
麦冬15g	山药30g	牡丹皮15g
山茱萸20g	柴胡15g	五味子10g
百合30g	金钱草30g	炙甘草5g

共7剂，每日1剂，水煎服，分早晚两次温服。

方中，党参补脾益肺，生津养血；熟地黄补血滋阴，益精填髓；麦冬养阴润肺，益胃生津；山药生津益肺，补脾养胃，补肾涩精；又病程日久，瘀毒郁久化热，耗伤津血，故用黄芩清热燥湿，泻火解毒；牡丹皮清热凉血，活血化瘀；腰膝酸软，故用五味子收敛固涩，益气生津，补肾宁心；山茱萸补益肝肾，收敛固涩；柴胡疏散退热,升举阳气;百合、金钱草降尿酸,排石;炙甘草补脾益气,缓急止痛,调和诸药。

五诊:2019年2月15日。

主诉:停服中药5天,自觉尿中泡沫增多。

刻下见:舌淡红,脉沉弦。

中医诊断、西医诊断:同前。

方药:小生六汤加减。

黄芩15g	党参30g	熟地黄20g
麦冬15g	山药30g	牡丹皮15g
山茱萸20g	茵陈30g	五味子10g
百合30g	金钱草30g	柴胡15g
炒苦杏仁10g	炙甘草5g	

共7剂,每日1剂,水煎服,分早晚两次温服。

六诊:2019年2月22日。病史同前。

刻下见:舌淡红,脉弦细。

辅助检查:复查尿常规,尿蛋白(++),尿潜血(+++),肌酐149μmol/L,尿酸534μmol/L。B超检查显示左肾多发结石,较大者约12mm×6mm。

中医诊断、西医诊断:同前。

方药:痛风方加减。

百合30g	益母草30g	炒苦杏仁10g
黄柏10g	桃仁10g	薏苡仁30g
牛膝30g	山药30g	赤芍10g
苍术10g	车前子30g	金钱草30g
白茅根30g	炙甘草5g	

共7剂,每日1剂,水煎服,分早晚两次温服。

方中，百合、山药补脾益胃，生津益肺；薏苡仁、苍术祛湿健脾；车前子、金钱草、白茅根清热利湿，通淋；黄柏、赤芍清热凉血；炒苦杏仁、桃仁润肠通便；牛膝补益肝肾，强筋骨，益精血。

七诊：2019年3月1日。病史同前。

刻下见：尿中泡沫减少，舌暗红、有齿印，脉弦。

中医诊断、西医诊断：同前。

方药：痛风方加减。

百合30g	益母草30g	炒苦杏仁10g
黄柏10g	桃仁10g	薏苡仁30g
牛膝30g	黄芪30g	制何首乌30g
山药30g	赤芍10g	苍术10g
车前子30g	金钱草30g	白茅根30g
炙甘草5g		

共7剂，每日1剂，水煎服，分早晚两次温服。

在前方的基础上加制何首乌，加强补肝肾、益精血之功。制何首乌不寒不燥不腻，为滋补良药。

医嘱：①注意清洁卫生，勤换衣物。②避风寒，畅情志，调饮食，慎起居。

疾病预防调护：淋证应以预防为主，消除外邪入侵和湿热内生的易感因素。保持下阴清洁，多饮水，不憋尿，预防各种原因引起的感染。养成良好的饮食习惯，忌过食肥甘厚味、辛辣香燥之品，避免饮酒过度；注意生活起居，避免纵欲和过度劳累，房事后应排尿，以防止秽浊之邪从尿道上犯膀胱。尽量避免导尿及泌尿道的器械检查，以预防外邪带入膀胱。妇女尤其应注意月经期、妊娠期和产后期的外阴卫生，以免体虚感邪。淋证患者，饮食宜清淡，多饮水。急性期应禁房事，注意休息。经治疗症状消失后不可立即停药，应进一步巩固疗效，防止复发。

按语：肾结石，先以排石汤治标，继续用肾病Ⅲ号方保护肾功能，再以小生六汤善后固本。

（杨馨雨 罗仁）

医案3

骆某某，男，62岁。

初诊：2014年11月18日。

主诉：肾结石术后1月余。

现病史：患者因体检发现左肾结石（大小约1.7cm×1.0cm，未见报告），左侧肾区反复疼痛，2014年8月29日于某医院行左肾碎石术，术后恢复尚可，偶有血尿。现患者肾结石术后1月余，无不适。

刻下见：患者无腰痛，无恶寒发热，无尿频、尿急、尿痛，偶有血尿，多梦，大便调，舌红，苔黄，脉弦细。

体征及辅助检查：双肾区无叩击痛，输尿管各压痛点均无压痛。2014年10月14日，X线片显示：双肾结石（左肾0.7cm×1.0cm，右肾0.6cm×0.7cm）；D-J管头端移位脱入膀胱内。

既往史：糖尿病病史8年，规律服用二甲双胍片500mg，每日3次，格列齐特缓释片30mg治疗，每日1次血糖控制可；有高血压病史，最高血压170/92mmHg。

中医诊断：石淋（气阴两虚，湿热蕴结证）。

西医诊断：①肾结石术后。②2型糖尿病。③高血压2级，很高危组。

辨病辨证分析：四诊合参，本病属中医学石淋范畴。隋朝巢元方在《诸病源候论·石淋候》中谓"肾主水，水结则化为石"，人体水液的正常代谢平衡，离不开膀胱的气化功能，即所谓"气化则能出焉"。膀胱的气化作用取决于肾，肾气充足则膀胱气化功能正常，水湿适时排出；肾气虚则膀胱气化功能失司，影响尿液排泄，日久蕴而化热，煎熬水液，日积月累，聚为砂石。罗教授认为，结石初起，多为湿热蕴结；久病伤及正气，或为肾阴亏虚，或为肾气不足，而砂石未去，常为虚实夹杂之证，舌红，苔黄，脉弦细，故辨证为气阴两虚。

治法：益气养阴，清热利湿，通淋排石。

方药：罗氏排石汤加味。

黄芪30g	金钱草30g	百合30g
滑石粉（包煎）30g	熟地黄20g	冬葵子20g
赤芍15g	牛膝（川）15g	桂枝10g
车前子（包煎）15g	海金沙（包煎）15g	

共7剂，每日1剂，水煎至400mL，分早晚两次温服。

方中，重用金钱草利水泄热，排石通淋，为君药；冬葵子、车前子、海金沙、滑石粉清热利湿，通淋排石，以助结石下行；黄芪利尿消肿而又行气活血，气行则石行；牛膝引血下行；清热利湿排石的中药多为苦寒之品，故加入少量桂枝，温经通络，熟地黄滋补肾阴，赤芍清热凉血、散瘀止痛，共助结石下行。

医嘱：多饮水，少食菠菜、豆腐等含草酸钙丰富的食物，低盐低脂饮食，监测血压；规律服用降糖药，监测血糖。

二诊：2014年12月9日。

主诉：肾结石术后2月余。

刻下见：患者病情稳定，无腰痛，无恶寒发热，无血尿，无尿频、尿急、尿痛不适，大便调，纳眠可，舌质红，苔黄，脉弦细。

体征及辅助检查：双肾区无叩击痛，各输尿管压痛点无压痛。辅助检查同前。

中医诊断：石淋（湿热证）。

西医诊断：同前。

辨病辨证分析：同前。结石初起，多为湿热蕴结；舌红，苔黄，脉弦细。故辨证为湿热。

治法：清热利湿，通淋排石。

方药：罗氏排石汤加味。

黄芪30g	广金钱草30g	百合30g
滑石粉30g	熟地黄20g	冬葵子20g
赤芍15g	川牛膝15g	海金沙15g
车前子15g	桂枝10g	制何首乌30g
石韦15g	鸡内金10g	

共7剂，每日1剂，水煎至400mL，分早晚两次温服。

中药守原方，加何首乌补肾润肠通下，加石韦、鸡内金通淋排石，促使结石下行。

医嘱：嘱患者多饮水，少食菠菜、豆腐等含草酸钙丰富的食物，低盐低脂饮食，监测血压；规律服用降糖药，监测血糖。

疾病证候转归：患者症状好转，无血尿，加强通淋排石。

三诊：2014年12月16日。

主诉：肾结石术后2月余。

刻下见：患者病情稳定，血糖控制尚可，血压偏高，无腰痛，无恶寒发热，无血尿，无尿频、尿急、尿痛，大便调，纳眠可，舌红，脉弦细。

体征及辅助检查：双肾区无叩击痛，输尿管各个压痛点均无压痛。辅助检查同前。

中医诊断：石淋（肾阴虚证）。

西医诊断：同前。

辨病辨证分析：同前。久病伤及正气，肾阴亏虚，而砂石未去，常为虚实夹杂之证，舌红，脉弦细，故辨证为肾阴虚。

治法：滋阴补肾，通淋排石。

方药：罗氏排石汤加味。

黄芪30g	广金钱草30g	百合30g

菟丝子30g	熟地黄20g	冬葵子20g
赤芍15g	川牛膝15g	金樱子30g
车前子15g	桂枝10g	制何首乌30g
石韦15g		

共7剂，每日1剂，水煎至400mL，分早晚两次温服。

中药守上方去鸡内金（炒）、滑石粉、海金沙，加菟丝子、金樱子30g。菟丝子补益肝肾，平补阴阳；金樱子固肾涩精。

医嘱：多饮水，少食菠菜、豆腐等含草酸钙丰富的食物，低盐低脂饮食，监测血压；规律服用降糖药，监测血糖。

疾病证候转归：患者病情稳定，血压偏高，肝肾亏虚，肝阳上亢，加菟丝子补益肝肾，平补阴阳。

四诊：2015年4月2日。

主诉：肾结石术后半年余。

刻下见：患者病情稳定，无腰痛，无恶寒发热，无血尿，无尿频、尿急、尿痛，大便调，纳眠可，舌红，脉弦细。

体征及辅助检查：双肾区无叩击痛，输尿管各个压痛点均无压痛。2015年2月3日，尿常规结果未见异常。

中医诊断、治法：同前。

方药：小生六汤加味。

黄芩10g	党参10g	麦冬10g
牡丹皮10g	泽泻10g	牛膝10g
知母10g	柴胡6g	五味子6g
山药20g	熟地黄20g	山茱萸20g
百合20g	金钱草15g	炙甘草3g

共7剂，每日1剂，水煎服。

方中党参补益脾肺，益气生津；熟地黄滋阴益肾，填精益髓；柴胡疏肝解郁；三者合用，补肾调肝，益气养阴。山药气阴双补，平补三焦；山茱萸补益肝肾，收敛固涩，与熟地黄相伍，为"三补"之意；麦冬养阴清热，五味子酸温敛阴，二者与党参合用为"生脉散"之意，益气生津；佐以牡丹皮、黄芩清热凉血燥湿，清除郁热、虚热，又黄芩、柴胡、党参为"小柴胡"之意；金钱草、泽泻利水泄热，排石通淋；牛膝引血下行；百合、知母清热泄降；炙甘草益气补脾，调和诸药。

医嘱：多饮水，少食菠菜、豆腐等含草酸钙丰富的食物，低盐低脂饮食，监测血压；规律服用降糖药，监测血糖。

疾病证候转归：患者病情稳定，无明显不适，久病伤及正气，肾阴亏虚，而砂石未去，故在益气养阴补肾基础上兼排石通淋。

按语： 肾结石为常见病，尤其在广东地区，如不及时有效排石治疗，可致梗阻性肾病，最终发展至肾衰竭。如发现肾结石病例，即应排石，可先予排石汤，后以小生六汤巩固培本。本例用排石汤，是由何汝湛教授经验方继承化裁而成，临床用于1cm内的结石，有较好疗效。

（谢丽芬　罗仁）

医案4

张某某，女，38岁。

初诊：2018年7月6日。

主诉：左侧输尿管结石3年。

现病史：患者3年前体检时发现左侧输尿管结石、左侧肾萎缩，未行规范治疗。约半年前出现双眼浮肿，晨起时明显，未做详细检查及治疗。

刻下见：双眼睑中度浮肿，自觉腰酸，口干，双下肢未见明显浮肿，胃纳可，睡眠可，二便调，小便无疼痛、无异常感。舌质红，花剥苔，脉弦细。

体征及辅助检查：双眼睑中度浮肿，双下肢未见明显浮肿，肾区无叩击痛。2018年7月6日，尿常规检查：尿蛋白（++）。

既往史：左肾萎缩史3年。

中医诊断：石淋（气阴两虚）。

西医诊断：①左肾结石。②左肾萎缩。③慢性肾脏病。

辨病辨证分析：患者为中年女性，患有左侧输尿管结石三年，属中医"石淋"范畴。《中医内科学》中提到："脾肾亏虚久淋不愈，湿热耗伤正气，或劳累过度，房室不节，或年老，久病，体弱，皆可致脾肾亏虚。"该病病程日久，久病多以气血不足，脾肾亏虚为主；肾主水，肾气虚则水行不畅，脾主运化，脾虚则水运失司，二者合病可致水行溢离常道，身肿不消；津液不上承则表现为口干；腰为肾之府，肾气虚则腰膝酸软。舌质红，花剥苔，脉弦细，常为阴虚表现。四诊合参，故辨证为气阴两虚。

治法：益气养阴，通淋排石。

方药：罗氏排石汤加减。

黄芪30g	生地黄10g	乌药10g
怀牛膝15g	金钱草30g	海金沙15g
滑石30g	冬葵子20g	车前子15g
槟榔15g	荷叶15g	白茅根15g
海藻30g	煅牡蛎30g	葶苈子10g

共14剂，每日1剂，水煎至400mL，分早晚两次温服。

方中重用金钱草利水排石通淋，为君药；滑石、海金沙、冬葵子、车前子通淋排石，以助结石下行；黄芪利尿消肿而又益气，槟榔行气利水，气行则石行；牛膝引血下行；加入少量乌药温经通络。牡蛎、海藻软坚散结，葶苈子行水，白茅根清热利尿，共助结石下行。加生地黄以养阴生津。适逢暑候，加荷叶可清热解暑。

医嘱：多饮水，少食菠菜、豆腐等含草酸钙丰富的食物。定期复查尿常规，门诊随访。

二诊：2018年7月20日。

主诉：左侧输尿管结石3年。

刻下见：眼睑浮肿，双眼睑中度浮肿，腰酸、口干较前减轻，双下肢未见明显浮肿，胃纳可，寐安，二便调，小便无疼痛、无异常感。舌质红，花剥苔，脉沉。

体征及辅助检查：尿常规检查示尿蛋白（＋＋），尿潜血（＋）。血压：130/70mmHg。

中医诊断、西医诊断、辨病辨证分析：同前。

治法：益气养阴。

方药：小生六汤加减。

熟地黄20g	丹参15g	柴胡15g
黄芩15g	党参30g	益母草30g
鱼腥草30g	牡蛎30g	炙甘草5g
荷叶10g	白茅根30g	山药20g
海藻30g	桃仁10g	

共7剂，每日1剂，水煎至400mL，分早晚两次温服。

患者暂无明显结石症状，缓则治本，用小生六汤加减调补气阴。方中党参补益脾肺，益气生津；熟地黄滋阴益肾，填精益髓；柴胡疏肝解郁；三者合用，补肾调肝，益气养阴，为君药。山药气阴双补，平补三焦；黄芩清热凉血燥湿，加以鱼腥草清除郁热、虚热；炙甘草益气补脾；久病必瘀，加丹参、益母草清热活血，桃仁活血化瘀；白茅根清热利尿；牡蛎、海藻软解散结；荷叶清热解暑。诸药合用，共奏益气养阴、补肾调肝、清热祛湿之功，气虚得补则气化等功能恢复正常，阴液得充则滋润濡养之功得复。

医嘱：多饮水，忌劳累。定期复查尿常规，门诊随访。

疾病证候转归：腰酸、口干症状较初诊时减轻。

三诊：2018年8月10日。

主诉：左侧输尿管结石3年。

刻下见：双眼睑浮肿，双下肢未见明显浮肿，口干但不多饮，胃纳可，寐安，二便调，小便无疼痛、无异常感。舌红，苔黄腻，脉弦。

体征及辅助检查：尿常规检查示尿蛋白（++），尿白细胞（+++）。

中医诊断：石淋（气阴两虚）。

西医诊断：①左肾结石。②左肾萎缩。③慢性肾脏病。

辨病辨证分析：患者左侧输尿管结石3年，属中医学淋证中的石淋范畴。病程日久，久病多以气血不足，脾肾亏虚为主，在脾肾亏虚中，又有阳虚和阴虚之辨；舌红，苔黄腻，脉弦。四诊合参，故辨证为气阴两虚。口干但不欲饮，苔黄腻，提示内有湿热，津液布化失司。

治法：益气养阴，清热利湿。

方药：肾病Ⅲ号方。

海藻30g	黄芪30g	丹参20g
熟地黄20g	煅牡蛎30g	鱼腥草30g
荆芥穗10g	荷叶10g	百合15g
葶苈子15g	茵陈30g	苦杏仁10g

共7剂，每日1剂，水煎至400mL，分早晚两次温服。

方中，熟地黄滋阴益肾、填精益髓；黄芪益气而利尿消肿；茵陈、鱼腥草、荷叶清热利湿；丹参清热活血；牡蛎、海藻软解散结、软化结石；葶苈子、苦杏仁开宣肺气而利水，辅以荆芥穗透表和百合益阴养肺，共奏提壶揭盖之效；丹参清热活血。

医嘱：多饮水，忌劳累。定期复查尿常规，门诊随访。

疾病证候转归：眼睑浮肿稍有减轻，但四诊合参，内有郁热。

按语：本例先以排石汤治疗肾结石，继以小生六汤扶正调理五脏，再以肾病Ⅲ号方保护肾功能，强固先天之本。

（徐良沃 罗仁）

医案5

陈某某，男，42岁。

初诊：2019年8月9日。

主诉：左下腹胀痛1天。

现病史：患者1天前左下腹无明显诱因疼痛，呈胀痛感，不可缓解，未做处理。

刻下见：左下腹胀痛。胃纳一般，睡眠差，小便少，大便正常；舌淡红，苔薄白，脉沉弦。

体征及辅助检查：2019年8月9日，泌尿系统彩超检查，疑双肾泥沙样结石；前列腺未见明显异常。肾区叩击痛，腹软，左下腹压痛，无明显反跳痛。

既往史：乙肝病史10余年。

中医诊断：石淋（湿热下注）。

西医诊断：肾结石。

辨病辨证分析：患者为中年男性，左下腹疼痛，属中医"腹痛"范畴；结合现代医学，亦属"石淋"范畴。脉沉为里实之象，脉弦病在肝胆，肝胆湿热下注皆可使湿热蕴结下焦，湿热久蕴，煎熬尿液，日积月累，结成砂石，砂石梗阻管道，则可突发腹痛难以缓解。四诊合参，辨证为湿热下注。

治法：清热利湿，利尿排石。

方药：罗氏排石汤。

黄芪30g	生地黄10g	乌药10g
怀牛膝15g	金钱草30g	海金沙15g
滑石30g	冬葵子20g	车前子15g
槟榔15g	桃仁10g	荷叶15g
白茅根15g	苦杏仁10g	炙甘草5g

共7剂，每日1剂，水煎至400mL，分早晚两次温服。

方中，黄芪益气，气足而行；生地黄清热养血而养阴，配以白茅根、荷叶增强清热之功；金钱草、海金沙能通淋化石，槟榔行气消胀，有利于推动输尿管结石下移，促进结石排出；滑石、车前子利尿通淋；桃仁活血祛瘀；炙甘草缓急，配合怀牛膝引石下行；苦杏仁开宣肺气，有提壶揭盖之意。

医嘱：多饮水，促排尿。门诊随访。

按语：患者因肾结石引起腹痛，故仍应诊断为石淋，排石汤主之。

（徐良沃　罗仁）

医案6

邓某某，女，59岁。

初诊：2022年3月4日。

主诉：输尿管结石10余年。

现病史：患者有肾结石病史10余年，2022年2月28日，复查B超显示右侧输尿管中段结石、右肾中度积水，尿常规未见异常。

刻下见：小腹痛，睡眠欠佳，无尿痛，夜尿频，舌红，苔黄，脉沉弦。

中医诊断：石淋（湿热蕴结证）。

西医诊断：肾积水伴输尿管结石。

治法：清热利湿，排石通淋。

方药：罗氏排石汤加减。

黄芪30g	生地黄20g	乌药10g
牛膝15g	广金钱草30g	海金沙15g（包煎）
车前子15g（包煎）	青皮10g	桃仁10g
白芍30g	延胡索10g	苦杏仁10g
炙甘草5g		

共7剂，每日1剂，水煎服，分早晚两次温服。

二诊：2022年3月18日。

刻下见：小便频，大便溏，每日3~4次，舌质红，脉沉细。

中医诊断、西医诊断、治法：同前。

方药：罗氏排石汤加减。

黄芪30g	生地黄20g	乌药10g
牛膝15g	广金钱草30g	海金沙15g（包煎）
青皮10g	炙甘草5g	车前子15g（包煎）
白芍30g	槟榔15g	益母草30g
白茅根30g	牡丹皮15g	炒酸枣仁30g

共14剂，每日1剂，水煎服，分早晚两次温服。

按语：患者以小腹痛、尿频为主要表现，B超提示输尿管结石，辨病为"石淋"。淋证的病位在肾与膀胱，与肝、脾相关。其基本病机为湿热蕴结下焦，肾与膀胱气化不利。湿热久蕴，熬尿成石，砂石阻滞，不通则痛。舌红，苔黄，脉沉弦，四诊合参，辨为"湿热蕴结"证。治以清热利湿，排石通淋，拟方罗氏排石汤加减。

对于石淋，罗教授提出了"排石必通淋，水利石易下；排石必理气，气行石易动；排石必活血，瘀取石易排"的观点，即治疗石淋应以"通淋、理气、活血"为主要治法。正如《金匮翼·诸淋》所说："散热利小便，只能治热淋、血淋而已。其膏、砂、石淋，必须开郁行气，破血滋阴方可。"罗教授根据多年临床经验，总结出了清热利湿、通淋排石、行气活血、益气养阴的罗氏排石汤，该方由黄芪、生地黄、乌药、牛膝、金钱草、海金沙、滑石粉、冬葵子、车前子、槟榔、炙甘草组成，治疗肾脏小结石、反复发作的结石或多发结石效果显著。

（李晓文　罗仁）

六、腰痛

医案1

温某某，男，46岁。

初诊：2019年8月8日

主诉：腰痛、胸闷3年。

刻下见：腰背部酸痛，胸闷，下肢怕冷，口干，烦热，大便每天2～3次，舌红，脉弦。

既往史：焦虑病史。

体征及辅助检查：腰部叩击痛。

中医诊断：腰痛（肾阴阳两虚证）。

西医诊断：腰痛。焦虑。

辨病辨证分析：患者以腰痛为主要表现，属腰痛范畴；腰为肾之府，络脉不通，肾精生化不足，则腰部酸痛；心火亢旺于上，肾水寒滞于下，上下不能交泰，则胸部烦闷，心神不安，下肢怕冷；舌红、脉弦为阴虚有热之征象。

治法：活血通络，滋阴安神。

方药：小生六汤加减。

山药30g	党参30g	熟地黄20g
石菖蒲20g	麦冬15g	酒萸肉20g
醋五味子10g	栀子10g	柴胡15g
黄芩15g	牡丹皮15g	知母10g
酸枣仁30g	炙甘草5g	

共7剂，每日1剂，水煎服。

医嘱：门诊随访。

疾病证候转归：服药后腰痛减轻，睡眠可，精神可，继续用上方巩固。

按语：患者有焦虑病史，既有腰痛，又见胸中烦闷；既怕冷，又怕热，乃心肝肾之阴阳、寒热失调；故用小生六汤合酸枣仁汤化裁。

（翁广健　罗仁）

医案2

杨某，男，28岁。

初诊：2019年6月17日。

主诉：腰痛1月。

现病史：腰部酸痛，舌红，脉细。

刻下见：患者精神可，腰部酸痛，二便正常，舌红，脉细。

体征及辅助检查：腰部叩击痛。

既往史：无特殊。

中医诊断：腰痛（肾阴虚证）。

西医诊断：腰痛。

辨病辨证分析：患者以腰痛为主要表现，属中医"腰痛"范畴；腰为肾之府，络脉不通，肾精生化不足，则腰骶部酸痛；舌红、脉弦为肾阴虚损之征象。

治法：滋阴固肾。

方药：小生六汤加味。

山药30g	党参30g	熟地黄20g
柴胡15g	麦冬15g	酒茱萸20g
五味子10g	黄芩15g	牡丹皮15g
盐杜仲30g	炙甘草5g	

共7剂，每日1剂，水煎服。

医嘱：门诊随访。

疾病证候转归：服药后腰痛缓解，再守方巩固一周。

按语： 腰为肾之外府，肾虚则腰酸腰痛，故治以小生六汤滋养肝肾，加用杜仲有壮腰固肾之功效。

（翁广健　罗仁）

医案3

黄某某，男，35岁。

初诊：2019年8月15日。

主诉：腰痛1年。

现病史：患者1年前在无明显诱因下出现腰痛，乏力，性功能减退，夜尿多，小便清长，无尿急、尿痛、血尿，大便正常，纳眠一般。

刻下见：腰痛，乏力，性功能减退，夜尿多，小便清长，无尿急、尿痛、血尿不适，大便正常，纳眠一般，舌淡尖红，脉弦细。

体征及辅助检查：心、肺、腹未见异常；双肾区无叩击痛，输尿管各压痛点均无压痛。

既往史：不详。

中医诊断：腰痛（肾虚腰痛）。

西医诊断：疲劳综合征。

辨病辨证分析：患者为中年男性，以腰痛为主要表现，故辨病为腰痛。《素问·脉要精微论》载："腰者，肾之府，转摇不能，肾将惫矣。"腰为肾之府，肾主骨生髓，肾之精气亏虚，则腰脊失养，故见腰痛；肾主生殖，主藏精，肾虚不固，故性功能减退、夜尿多。舌淡尖红，脉弦细。四诊合参，故辨证为肾虚腰痛。

治法：益气养阴，补肾填精。

方药：小生六汤加减。

山药30g	党参30g	炙甘草5g
麦冬15g	酒萸萸20g	醋五味子10g

北柴胡15g　　黄芩15g　　牡丹皮15g

熟地黄20g　　金樱子30g　　菟丝子20g

百合30g　　荷叶10g　　枸杞子30g

共7剂，每日1剂，水煎至400mL，分早晚两次温服。

医嘱：避免劳逸太过，注意休息调养，避免夜宿室外，少食生冷；适当运动，增强体质。

按语：肾藏精，腰为肾之外府，肾虚则腰痛、乏力、性功能减退；小生六汤加枸杞子、百合、荷叶，固肾升清安神。

（谢丽芬　罗仁）

医案4

韩某某，男，62岁。

初诊：2018年3月9日。

主诉：腰骶部疼痛5年余。

现病史：患者5年前因外伤导致腰部劳损，在当地医院行针灸、理疗和口服药物治疗（具体药物不详），未见明显好转，今来门诊就医。自发病以来，精神可，饮食、睡眠一般，无发热，无咳嗽、咳痰，无胸闷、心悸，大小便可，体重无明显改变。

刻下见：腰骶部疼痛5年余，伴腰膝僵硬、酸软、冷胀，背部僵硬，双手麻木，疲劳，乏力。舌淡红、有齿印，裂纹舌，脉沉弦。

体征：望诊，神志清楚，双目有神，呼吸平稳，表情自然，反应如常，面色苍白，体形正常。目窠无肿，白睛不黄，唇色红，咽部不红，无乳蛾。胸廓对称，无血痣及斑疹。脊柱、四肢无畸形。舌淡红，有齿印。闻诊，语音清晰，语言流畅，无咳嗽、叹息声，未闻及特殊气味。切诊，肌肤温润适中，皮肤弹性可，腹软，无压痛及反跳痛。脉沉弦。

辅助检查：无。

既往史：无特殊。

中医诊断：腰痛（阴阳两虚）。

西医诊断：腰肌劳损。

辨病辨证分析：腰为肾之府，由肾之精气所溉，足太阳膀胱经、任、督、冲、代诸脉布其间，故腰痛病位在肾，与经脉有关，其基本病机为筋脉痹阻，腰府失养。外感腰痛为风寒湿热之邪痹阻经脉，气血运行不畅。内伤腰痛多因肾之精气亏虚，腰府失养。该患者腰骶部隐隐作痛，伴腰膝酸软，裂纹舌，多因肾阴不足，不能濡养腰脊，腰部隐痛；肾阴亏虚，虚火上炎，热灼伤津致舌面出现裂纹。同时，患者兼有疲劳乏力，腰膝冷胀，脉沉弦，多为肾阳不足，不能温煦筋脉，故见腰部隐痛，疲劳乏力，劳则气耗，脉沉弦而无力。因此该患者为肾之阴阳两虚，肾虚为本病发病之关键，本虚标实，正如《杂病源流犀烛·腰脐病源流》所言，"腰痛，精气虚而邪客病也"。

治法：补肾固本，平补阴阳。

方药：小四五汤加减。

柴胡15g	杜仲30g	百合30g
黄芩15g	党参30g	法半夏10g
生姜10g	白术10g	茯苓10g
泽泻10g	猪苓10g	桂枝10g
熟地黄20g	白芍15g	当归5g
川芎10g	大枣10g	炙甘草5g

共7剂，每日1剂，水煎服。

方中，用小柴胡汤（柴胡、黄芩、党参、法半夏、生姜、大枣）调和肝胆，用四物汤（熟地黄、白芍、当归、川芎）养血，用五苓散（桂枝、白术、茯苓、泽泻、猪苓）利水，称为小四五汤，有疏肝养血利水之效，加百合、杜仲安神固肾。

医嘱：避免强力负重，避免腰部跌扑闪挫，避免坐卧湿地，避免夜宿贪凉。

二诊：2018年3月16日。

病史：同前。

刻下见：腰痛因阴雨天加重，服药一周后上述症状减轻。睡眠可，二便调。

中医诊断：腰痛（肾虚证）。

西医诊断：同前。

辨病辨证分析：肾阳不足，不能温煦筋脉，故见腰部隐隐作痛，酸软无力，缠绵不愈，局部发凉，喜温喜按，故见阴雨天加重。

方药：腰痛方加减。

熟地黄15g	山药30g	山茱萸15g
柴胡15g	桂枝10g	葛根30g
桑寄生30g	独活10g	炙甘草6g

共7剂，每日1剂，水煎服。

方中，熟地黄、山茱萸、山药为六味地黄汤之"三补"，健脾养肝固肾，益精填髓；独活祛痛除湿，通痹止痛；桑寄生、葛根补肝肾，祛风湿，强筋骨；柴胡、桂枝寒温并用，和解通阳；炙甘草调和诸药。

三诊：2018年4月27日。

主诉：耳鸣1周。

现病史：患者诉1周前晨起出现耳鸣，耳旁嗡嗡作响，静坐后稍缓解，今来门诊就诊。自发病以来，精神差，饮食、睡眠一般，无发热，无咳嗽、咳痰，无胸闷、心悸，大小便可，体重无明显改变。

刻下见：自述耳鸣，疲劳乏力，肩背僵硬胀痛，阴雨天加重，口干，怕冷，大便可，舌淡红，苔腻，脉弦。

体征：望诊，神志清楚，双目有神，呼吸平稳，表情自然，反应如常，面色正常，体形正常。目窠无肿，白睛不黄，唇色红，咽部不红，无乳蛾。胸廓对称，无血痣及斑疹。脊柱、四肢无畸形。舌淡红，苔腻。闻诊，语音清晰，语言流畅，无咳嗽、叹息声，未闻及特殊气味。切诊，肌肤温润适中，皮肤弹性可，腹软，无压痛及反跳痛。脉弦。

辅助检查：无。

中医诊断、西医诊断、辨病辨证分析：同前。

方药：小生六汤加减。

柴胡15g	威灵仙20g	葛根10g
白芍10g	天麻10g	黄芩15g
党参30g	熟地黄20g	麦冬15g
山药30g	牡丹皮15g	五味子10g
山茱萸20g	炙甘草5g	

共7剂，每日1剂，水煎服，分早晚两次温服。

方中，党参补脾益肺，生津养血；熟地黄补血滋阴，益精填髓；麦冬养阴润肺，益胃生津；山药生津益肺，补脾养胃，补肾涩精。又病程日久，瘀毒郁久化热，耗伤津血，故用黄芩、牡丹皮清热燥湿，泻火解毒；形寒肢冷，腰膝酸软，故用五味子收敛固涩，益气生津，补肾宁心；山茱萸补益肝肾，收敛固涩；柴胡疏散退热，升举阳气；威灵仙、葛根通络解肌；天麻、白芍祛风缓风而止痛，炙甘草补脾益气，缓急止痛，调和诸药。

四诊：2018年12月14日。

病史：同前。

刻下见：腰背酸胀疼痛，下肢冷感，巅顶紧胀感，舌淡红，有齿印，苔黄腻，脉弦细。

体征：望诊，神志清楚，双目有神，呼吸平稳，表情自然，反

应正常，面色红润，体型正常，目窠无肿，目睛不黄，口唇色红，咽部稍红，无乳蛾，胸廓对称，无面痔及斑疹，脊柱、四肢无畸形，舌淡红、有齿印，苔黄腻。闻诊，语音清晰，语言流畅，偶有咳嗽、叹息声，未闻及特殊气味。切诊，肌肤温润适中，皮肤弹性可，腹软，无压痛及反跳痛，脉弦细。

辅助检查：无。

中医诊断、西医诊断、辨病辨证分析：同前。

方药：小生六汤加减。

黄芩15g	党参30g	熟地黄20g
麦冬15g	山药30g	牡丹皮15g
五味子10g	山茱萸20g	桂枝10g
白芍15g	柴胡15g	威灵仙20g
炙甘草5g		

共7剂，每日1剂，水煎服。

方中，党参、麦冬、山药补脾益肺，生津益胃；黄芩、牡丹皮清热凉血；五味子、山茱萸收敛固涩；熟地黄补阴滋肾。桂枝、白芍调和营卫；柴胡、威灵仙理气通络；炙甘草调和诸药。

五诊：2018年12月21日。

病史：同前。

刻下见：自述腰背痛好转，下肢冷，牙痛，舌淡红、有齿印，脉缓。

体征：望诊，神志清楚，双目有神，呼吸平稳，表情自然，反应正常，面色红润，体型正常，目窠无肿，白睛不黄，唇色红，咽部稍红，无乳蛾，胸廓对称，无面痔及斑疹，脊柱、四肢无畸形，舌淡红有齿印，苔黄腻。闻诊，语音清晰，语言流畅，偶有咳嗽、叹息声，未闻及特殊气味。切诊，肌肤温润适中，皮肤弹性可，腹软，无压痛及反跳痛，脉缓。

辅助检查：无。

中医诊断、西医诊断、辨病辨证分析：同前。

方药：小生六汤加减。

黄芩15g	党参30g	熟地黄20g
麦冬15g	山药30g	牡丹皮15g
五味子10g	山茱萸20g	桂枝10g
白芍15g	柴胡15g	川芎10g
炙甘草5g		

共7剂，每日1剂，水煎服。

方中，党参、麦冬、山药补脾益肺，生津益胃；黄芩、牡丹皮清热凉血；五味子、山茱萸收敛固涩；熟地黄补阴滋肾；桂枝、白芍调和营卫；柴胡、川芎疏肝活血；炙甘草调和诸药。

医嘱：避风寒，畅情志，调饮食，慎起居。

疾病证候转归：预防腰痛，应注意在日常生活中要保持正确的坐、卧、行体位，劳逸适度，不可强力负重，避免腰部跌扑闪挫，避免坐卧湿地，暑季湿热郁蒸时，应避免夜宿室外，贪冷喜凉。慢性腰痛除药物治疗外，注意腰部保暖，或加用腰托固护，避免腰部损伤，避免劳欲太过，防止感受外邪。经常活动腰部，或进行腰部自我按摩、打太极拳等，有助于腰痛的康复。

按语：本例老年男性，首诊时腰痛，以小四五汤加杜仲、百合；二诊改为腰痛方，壮腰固肾；三诊时耳鸣为主，病仍属肾，用小生六汤加天麻；四诊、五诊则以小生六汤善后。

（杨馨雨　罗仁）

七、虚劳

医案1

张某某，男，66岁。

初诊：2019年1月4日。

主诉：头晕乏力1月余。

现病史：患者1月前无明显诱因出现头晕乏力，休息后稍缓解，在家自行休息一个月，未予药物治疗，病情无明显好转，今来门诊就医。自发病以来，精神可，饮食、睡眠一般，无发热，无咳嗽、咳痰，无胸闷、心悸，二便可，体重无明显改变。

刻下见：夜尿2次，怕冷，口苦，舌淡胖，脉沉弦。

体征：望诊，神志清楚，双目有神，呼吸平稳，表情自然，反应灵敏，面色如常，体形正常。目窠无肿，白睛不黄，唇色红，咽部不红，无乳蛾。胸廓对称，无血痣及斑疹。脊柱、四肢无畸形。舌淡胖，苔薄白。闻诊，语音清晰，语言流畅，无咳嗽、叹息声，未闻及特殊气味。切诊，肌肤温润适中，皮肤弹性可，腹软，无压痛及反跳痛，脉沉弦。

辅助检查：2017年5月16日，外院查尿素氮8.22mmol/L，肌酐181.3μmol/L。

既往史：无特殊。

中医诊断：虚劳（脾肾亏虚）。

西医诊断：慢性肾功能不全。

辨病辨证分析：虚劳亦称虚损，是由多种原因导致的以脏腑功能衰退、气血阴阳亏损，日久不复为主要病机，以五脏虚候为主要临床表现的多种慢性虚弱证候的总称。其病理性质主要为气、血、阴、阳的虚损，病变部位主要在五脏，尤以脾肾两脏更为重要。患者夜尿、怕冷，多是肾气不固，膀胱失约，故夜尿频多，肾阳不足，失于温煦，故畏寒肢冷，肾阳虚，命门火衰，火不生土，脾阳虚寒凝，故口苦，舌淡胖，脉沉弦。虚劳的治疗方法当以补益为基本原则，正如《素问·三部九候论》所言："虚则补之，损者益之。"患者肾阳不足，失于温煦，故出现腰膝酸软、畏寒肢冷的表现，肾阳虚，气化不利，水不化气，故口苦口干，舌质淡胖，脉沉。

治法：温中健脾，温补肾阳。

方药：肾病Ⅲ号方加减。

海藻30g	黄芪30g	丹参20g
熟地黄20g	煅牡蛎30g	鱼腥草30g
荆芥穗10g	荷叶10g	百合15g
葶苈子15g	制何首乌30g	金钱草30g
苦杏仁10g	桃仁10g	

共14剂，每日1剂，水煎服，分早晚两次温服。

方中，用海藻、煅牡蛎软坚散结，收敛固涩脾肾；金钱草清利湿热，利胆退黄；鱼腥草、丹参祛瘀消痈；黄芪、熟地黄、制何首乌补益肝肾，补气滋阴。

二诊：2019年5月10日。病史同前。

刻下见：头晕，舌淡红，苔白，脉弦。

辅助检查：2019年4月20日行CT检查，结果显示：①脑萎缩。②颈椎退行性变。

中医诊断、西医诊断、辨病辨证分析：同前。

方药：小生六汤加减。

黄芩15g	党参30g	熟地黄20g
麦冬15g	山药30g	牡丹皮15g
五味子10g	山茱萸20g	炙甘草5g

天麻20g　　　川芎10g　　　葛根30g

柴胡15g　　　百合30g

共7剂，每日1剂，水煎服，分早晚两次温服。

方中，党参补脾益肺，生津养血；熟地黄补血滋阴，益精填髓；麦冬养阴润肺，益胃生津；山药生津益肺，补脾养胃，补肾涩精。又病程日久，瘀毒郁久化热，耗伤津血，故用黄芩清热燥湿，泻火解毒；牡丹皮清热凉血，活血化瘀，腰膝酸软，故用五味子收敛固涩，益气生津，补肾宁心；山茱萸补益肝肾，收敛固涩；柴胡疏散退热，升举阳气；炙甘草补脾益气，缓急止痛，调和诸药。

医嘱：避风寒，畅情志，调饮食，慎起居。

疾病预防调护：消除及避免导致虚劳的病因是预防虚劳的根本措施。虚劳患者由于正气不足，易感外邪，耗伤正气，常是病情恶化的重要原因，故应注意适寒温，防外感。人体气血全赖水谷以资生，故调理饮食对虚劳至关重要，一般以富于营养、易于消化、不伤脾胃为原则。生活起居要有规律，做到动静结合，劳逸适度。保持情绪稳定，舒畅乐观，有利于康复。

按语： 慢性肾功能不全，先用肾病Ⅲ号方延缓肾病进展，再以小生六汤善后。

（杨馨雨　罗仁）

医案2

邹某某，女，38岁。

初诊：2019年5月20日。

主诉：疲劳、乏力不适1月。

现病史：患者疲劳乏力，腰酸，月经不规则，口干口苦，舌红，脉细。

刻下见：疲惫乏力，腰酸，月经不规则，口干口苦，舌红，脉细。

体征及辅助检查：节段性硬化，中度系膜增生性IgA肾病，24h

尿蛋白为2.66g，规律服用激素。

既往史：无特殊。

中医诊断：虚劳（气阴两虚证）。

西医诊断：IgA肾病，局灶性和节段性肾小球损害。

辨病辨证分析：患者为女性，慢性病程，以疲劳乏力为主要表现，属虚劳范畴。久病损伤正气，肺脾气虚，则疲惫乏力；腰为肾之府，髓海不足，则腰背酸软，冲任空虚，则月经不规律，阴气虚损，内热由生，口干口苦；舌红、脉细为气阴不足之征象。

治法：益气养阴。

方药：柴胡生脉方加减。

山药30g	党参30g	炙甘草5g
熟地黄20g	麦冬15g	酒茱萸20g
五味子10g	益母草30g	柴胡15g
黄芩15g	牡丹皮15g	盐杜仲30g
荷叶10g	白术20g	

共7剂，每日1剂，水煎服。

医嘱：门诊随访。

二诊：2019年5月27日。

主诉：疲劳、乏力不适1月余。

刻下见：舌红，脉细。

体征及辅助检查：同前。

中医诊断、西医诊断、辨病辨证分析：同前。

治法、方药：同前。

医嘱：门诊随访。

疾病证候转归：继续观察。

按语：患者为IgA肾病，疲劳、乏力为气虚；口干口苦、舌红、脉细为阴虚，腰酸为肾虚，故辨证为肾气阴两虚。治以益气养阴之柴胡生脉散，加杜仲、益母草、荷叶，可升清固肾，清蛋白尿。

（翁广健　罗仁）

医案3

曾某某，女，32岁。

初诊：2019年8月9日。

主诉：疲劳半年。

现病史：患者半年前出现易疲劳，肢体偶有乏力，无头晕头痛、胸闷、心悸、呼吸困难、消瘦。月经延长，偶有痛经。

刻下见：疲劳乏力，夜寐多梦，大便溏，小便正常，舌红，脉缓。

体征及辅助检查：心、肺、腹未见明显异常。

既往史：慢性浅表性胃炎伴胆汁反流病史，湿疹病史。

中医诊断：虚劳（脾肾气虚）。

西医诊断：疲劳综合征。

辨病辨证分析：患者以疲劳乏力为主症，辨病为虚劳；患者平素压力较大，生活不节，伤及脾肾，脾肾气虚，脾主四肢，故见疲劳乏力，脾虚失健运故见大便溏。脾主统血，脾虚故见月经延长。心肾不交，故见夜寐多梦，舌红，脉缓，辨证为脾肾气虚。

治法：益气健脾，补肾。

方药：小生六汤加减。

柴胡15g	黄芩15g	党参30g
熟地黄20g	麦冬15g	山药30g
牡丹皮15g	五味子10g	山茱萸20g
酸枣仁30g	百合30g	益母草30g
白术30g	法半夏9g	炙甘草5g

共7剂，每日1剂，水煎服。

医嘱：清淡饮食，情志舒畅，适当运动。

二诊：2019年8月30日。

主诉：疲劳半年。

刻下见：精神尚可，痛经（月经第十天），疲劳较前改善，大便不爽，夜梦多，舌质红，脉弦。

体征及辅助检查：心、肺、腹未见明显异常。

中医诊断、西医诊断、辨病辨证分析：同前。

治法：益气健脾，补肾。

方药：小生六汤加减。

柴胡15g	白术15g	益母草30g
艾叶15g	百合30g	延胡索15g
黄芩15g	党参15g	熟地黄20g
山茱萸20g	山药30g	煅牡蛎30g
香附10g	炙甘草5g	法半夏9g
白芍15g		

共7剂，每日1剂，水煎服。

医嘱：清淡饮食，情志舒畅，适当运动。

疾病证候转归：患者服药后疲劳不适改善，月经延长，仍辨证为脾肾气虚，故在上方基础上加入百合、煅牡蛎安神，益母草养血调经，延胡索、香附、白芍调经。

按语：现代社会，因压力大而导致疲劳、乏力、失眠等较为常见，可用小生六汤，同时加强运动、保证休息、减轻心理压力等予以综合调治。

（徐良沃　罗仁）

医案4

胡某某，女，45岁。

初诊：2018年7月27日。

主诉：潮热盗汗2年余。

现病史：2年余前，患者无明显诱因出现午后潮热、盗汗，当时未予重视，症状进行性加重，睡眠差，睡后易醒，醒后难入眠，二便正常。月经不规则，末次月经是2018年4月11日。

刻下见：午后潮热，盗汗，月经不规则，偶尔腰酸，睡眠差，纳尚可，二便调，舌质红，脉弦细。

体征及辅助检查：心、肺、腹未见异常。B超检查：子宫多发肌瘤。

既往史：无特殊。

中医诊断：虚劳（肝肾阴虚）。

西医诊断：更年期综合征。

辨病辨证分析：患者以潮热盗汗为主症，辨病为虚劳。肝肾阴虚，阴虚火旺，虚热内盛，故见午后潮热；热扰营阴，故见盗汗。肝肾阴虚，冲任不固，故致月经不规则。腰为肾之府，肾虚故见腰酸，阴虚则阴不入阳，阴阳失调故见睡眠差，舌质红，脉弦细。四诊合参，辨证为肝肾阴虚。

治法：滋补肝肾，调理冲任。

方药：小生六汤加减。

柴胡15g	黄芩15g	党参30g
熟地黄20g	麦冬15g	山药30g
牡丹皮15g	五味子10g	山茱萸20g
酸枣仁30g	百合30g	益母草30g
知母10g	炙甘草5g	

共7剂，每日1剂，水煎服。

医嘱：清淡饮食，情志舒畅，适当运动。

二诊：2018年8月3日。

主诉：潮热盗汗2年余。

刻下见：服药后自觉潮热盗汗症状少许减轻，头晕，心悸，月经不规则。舌质红，脉弦细。

体征及辅助检查：心、肺、腹未见异常。

中医诊断、西医诊断、辨病辨证分析：同前。

治法：滋补肝肾。

方药：小生六汤加减。

柴胡15g	黄芩15g	党参30g
熟地黄20g	麦冬15g	山药30g
牡丹皮15g	五味子10g	山茱萸20g
炙甘草5g	百合30g	地骨皮30g
酸枣仁30g		

共7剂，每日1剂，水煎服。

医嘱：清淡饮食，情志舒畅，适当运动。

疾病证候转归：药后潮热盗汗稍减轻，上方有效，但患者本次就诊时诉出现头晕、心悸等不适，考虑肝肾阴虚，虚火上扰引起，上方基础上去知母、益母草，加地骨皮以增强清虚热之效。

三诊：2018年8月17日。

主诉：潮热盗汗2年余。

刻下见：药后病情稳定好转，潮热减轻，盗汗，烦躁，体重下降，月经不规则。舌质红，脉弦细。

体征及辅助检查：心、肺、腹未见异常。

中医诊断、西医诊断、辨病辨证分析：同前。

治法：滋补肝肾。

方药：小生六汤加减。

柴胡15g	黄芩15g	党参30g
熟地黄20g	麦冬15g	山药30g
牡丹皮15g	五味子10g	山茱萸20g
红花5g	桑白皮30g	地骨皮30g

地肤子30g　　牛膝15g　　　炙甘草5g

共7剂，每日1剂，水煎服。

医嘱：清淡饮食，情志舒畅，适当运动。

疾病证候转归：方以补益肝肾为法，辅以清虚热、活血，故服药后患者症状改善，上方基础上加入牛膝、桑白皮以增强补益肝肾之功，红花可活血调经，诸药合用可进一步改善患者症状。

四诊：2018年8月31日。

主诉：潮热盗汗2年余。

刻下见：药后诸症明显改善，月经仍不规则。舌质红，脉弦细弱。

体征及辅助检查：心、肺、腹未见异常。

中医诊断、西医诊断、辨病辨证分析：同前。

治法：滋补肝肾。

方药：小生六汤加减。

柴胡15g　　　黄芩15g　　　党参30g

熟地黄20g　　麦冬15g　　　山药30g

牡丹皮15g　　五味子10g　　山茱萸20g

炙甘草5g　　　三棱5g　　　莪术5g

桃仁10g　　　牛膝15g　　　红花5g

益母草30g

共7剂，每日1剂，水煎服。

医嘱：清淡饮食，情志舒畅，适当运动。

疾病证候转归：阴复故阴可制阳，故诸症好转，月经仍不规则，予小生六汤加桃仁、红花、三棱、莪术、牛膝、益母草，补肝肾，活血调经，诸药合用，患者症状可持续改善。

按语：患者为更年期女性，其症状为潮热盗汗，以小生六汤加益母草、知母、百合、酸枣仁等治之。

（徐良沃　罗仁）

医案5

黄某某，女，51岁。

初诊：2018年9月21日。

主诉：乏力、少气半年余。

现病史：患者半年前出现乏力、少气，伴腰背部僵硬疼痛，曾多处求医，治疗效果不佳，病情逐渐加重。

刻下见：患者神清，精神疲倦，乏力，少气，腰背部僵硬疼痛，怕冷，胃纳欠佳，眠差，大便不成形，夜尿频，舌淡红，齿印，脉弦细。

体征及辅助检查：焦虑面容，压颈试验阴性，颈椎活动轻度受限，颈椎旁肌僵硬压痛，背部脊柱旁肌肉僵硬、深压痛。

既往史：腰背部疼痛病史5年多，行胸椎、颈椎X线、核磁共振成像（MRI）、CT血管造影（CTA）、心脏彩超、颈部血管彩超等检查，诊断为更年期综合征、抑郁症、神经官能症等。

中医诊断：虚劳。证候诊断：脾肾亏虚。

西医诊断：疲劳综合征。

辨病辨证分析：患者更年期女性，以乏力、少气、腰背部僵硬疼痛为主要表现，故辨病为虚劳。患者劳烦过度，平素忧虑，伤及五脏气血阴阳，以致虚劳；肾气不足，肾不纳气，故见少气，肾虚不固，夜尿频，腰为肾之府，故腰背部僵硬疼痛；脾胃虚弱，脾失健运，见胃纳差、大便溏，水谷精微不能达于四肢，故乏力；舌淡红、有齿印，脉弦细，为虚证表现，故辨证为脾肾亏虚。

治法：益气养阴，补益脾肾。

方药：小生六汤加味。

柴胡15g	黄芩15g	麦冬15g
牡丹皮15g	党参30g	山药30g
葛根30g	百合30g	益母草20g
酸枣仁30g	熟地黄20g	山茱萸20g

五味子10g　　桂枝10g　　　白芍15g

炙甘草5g

共7剂，每日1剂，水煎至400mL，分早晚两次温服。

方中党参补益脾肺，益气生津；熟地黄滋阴益肾，填精益髓；柴胡疏肝解郁；三者合用，补肾调肝，益气养阴，为君药。山药气阴双补、平补三焦；山茱萸补益肝肾，收敛固涩；与熟地黄相伍，为"三补"之意。麦冬养阴清热，五味子酸温敛阴，二者与党参合用为"生脉散"之意，益气生津，为臣药。佐以牡丹皮、黄芩，清热凉血燥湿，清除郁热、虚热，又黄芩、柴胡、党参为"小柴胡"之意。益母草活血祛瘀，百合加强养阴，酸枣仁宁心安神，葛根解肌、生津，鼓舞脾胃清阳之气上升，桂枝、白芍温经通络，炙甘草益气补脾、调和诸药，共奏益气养阴、补益脾肾之功。

医嘱：调整心态，此病属于慢性疾病，需要长期治疗，通过放松疗法、娱乐疗法等改变心态，树立信心。

二诊：2018年9月28日。

主诉：乏力、少气半年余。

刻下见：乏力，少气，耳鸣，腰背部酸痛，胃纳欠佳，眠差，大便不成形，夜尿频，舌淡红，苔稍黄腻，脉缓。

体征及辅助检查：焦虑面容，心、肺、腹未见明显异常。压颈试验阴性，颈椎活动轻度受限，颈椎旁肌僵硬压痛，背部脊柱旁肌肉僵硬、深压痛。

既往史、中医诊断、西医诊断、辨病辨证分析、治法：同前。

方药：小生六汤加味。

柴胡15g　　黄芩15g　　麦冬15g

牡丹皮15g　党参30g　　山药30g

百合30g　　黄芪20g　　酸枣仁30g

熟地黄20g　山茱萸20g　五味子10g

桂枝10g　　　炙甘草5g

共7剂，每日1剂，水煎至400mL，分早晚两次温服。

疾病证候转归：症状未见好转，出现耳鸣，肾虚更甚。

医嘱：调整心态，此病为慢性病，需要长期治疗，患者应调整心态，树立信心。

三诊：2018年10月12日。

主诉：乏力、少气半年余。

刻下见：少气、乏力症状如前，耳鸣，怕冷，睡眠差，夜尿多，小便清长，大便溏。舌质淡红，脉弦细。

体征及辅助检查：焦虑面容，心、肺、腹未见明显异常。压颈试验阴性，颈椎活动轻度受限，颈椎旁肌僵硬压痛，背部脊柱旁肌肉僵硬、深压痛。

既往史：腰背部疼痛病史5年余，行胸椎、颈椎X线、核磁共振成像、CT血管造影、心脏彩超、颈部血管彩超等检查，诊断为更年期综合征、抑郁症、神经官能症等。

中医诊断：虚劳（脾肾亏虚）。

西医诊断：疲劳综合征。

辨病辨证分析：同前。

治法：益气养阴，补益脾肾。

方药：小生六汤加味。

柴胡15g	黄芩15g	麦冬15g
牡丹皮15g	党参30g	山药30g
白芍15g	金樱子30g	酸枣仁30g
熟地黄20g	山茱萸20g	五味子10g
桂枝10g	炙甘草5g	

共7剂，每日1剂，水煎至400mL，分早晚两次温服。

疾病证候转归：症状未见好转，小便清长，肾虚更甚，加强固肾缩尿。

医嘱：调整心态，此病属于慢性疾病，需要长期治疗，通过放松疗法、娱乐疗法等改变心态，树立信心。

按语：更年期女性疲劳、乏力、焦虑、烦躁等，皆可用小生六汤加味。

（杨馨雨　罗仁）

医案6

王某，女，63岁。

初诊：2019年7月25日。

主诉：疲劳乏力半年。

现病史：患者半年前出现疲劳、乏力，易感冒，无头痛头晕、腰膝酸软等不适，二便正常，纳眠一般。

刻下见：疲劳、乏力，无头痛头晕、腰膝酸软、咳嗽咳痰等不适，二便正常，纳眠一般，舌淡红，脉弦细。

体征及辅助检查：心、肺、腹及尿常规均无明显异常。

既往史：不详。

中医诊断：虚劳（气虚证）。

西医诊断：疲劳综合征。

辨病辨证分析：患者以疲劳乏力为主要表现，故辨病为虚劳；《素问·通评虚实论》曰"精气夺则虚"，患者疲劳、乏力，舌淡红，脉弦细，辨证为气虚。

治法：补肺益气。

方药：小生六汤加减。

山药30g	党参30g	炙甘草5g
麦冬15g	酒萸肉20g	醋五味子10g
北柴胡15g	黄芩15g	牡丹皮15g
熟地黄20g	黄芪15g	益母草30g

共7剂，每日1剂，水煎至400mL，分早晚两次温服。

医嘱：避免劳逸太过，注意休息调养，预防感冒；适当运动，增强体质。

按语： 疲劳乏力，精气不足，小生六汤主之。

（谢丽芬　罗仁）

八、痹病

医案1

罗某某，男，50岁。

初诊：2018年10月26日。

主诉：检查发现肾功能异常。

现病史：患者于2018年10月25日在广州市番禺区某医院就诊。肾功能检查：尿酸675μmol/L，肌酐152μmol/L；尿常规检查：尿蛋白（－）。

刻下见：手指关节麻木，关节程度疼痛，以指间关节为主，下肢冷感，纳眠可，大便正常，小便黄，舌淡、暗红，苔薄白，脉沉弦。

体征及辅助检查：四肢关节无畸形、肿胀，手指关节轻压痛，指间关节为主。肾功能检查：尿酸675μmol/L，肌酐152μmol/L；尿常规检查：尿蛋白（－）。

既往史：糖尿病病史，曾行双肾结石手术2次（具体不详）。

中医诊断：痹病（湿热阻络）。

西医诊断：高尿酸血症。双肾结石。

辨病辨证分析：患者为中年男性，手指关节麻木、关节疼痛为主要表现，故辨病为痹病。患者平素阳气偏盛，内有蕴热，嗜食肥甘，湿聚热蒸，蕴于经络；发病急骤，以邪实为主，邪在经脉，累及筋骨、肌肉、关节；邪闭经脉，络道阻滞，影响气血津液运行输布，血滞为瘀，故舌淡、暗红。四诊合参，辨证为湿热阻络。

治法：清利湿热，通淋排石，宣痹通络。

方药：罗氏排石汤加味。

百合30g	薏苡仁30g	牛膝30g
山药30g	车前子30g	金钱草30g
白茅根30g	威灵仙15g	燀苦杏仁15g
黄柏10g	赤芍10g	苍术10g
桃仁5g	炙甘草5g	

共7剂，每日1剂，水煎至400mL，分早晚两次温服。

罗氏排石汤行滞化瘀，疏通气机，清热利湿，通淋排石，适用于肾结石及痛风。

医嘱：多饮水，加强运动，低嘌呤饮食，少食菠菜、豆腐等含草酸钙丰富的食物。

二诊：2018年11月30日。

主诉：检查发现肾功能异常1个月。

刻下见：关节疼痛好转，纳眠可，大便正常，小便黄，舌淡红、有齿印，苔白腻，脉缓。

体征及辅助检查：四肢关节无畸形、肿胀，手指关节无压痛。肾功能检查示尿酸665μmol/L。

既往史、中医诊断、西医诊断、治法：同前。

方药：罗氏排石汤加味。

百合30g	薏苡仁30g	牛膝30g
山药30g	车前子30g	金钱草30g
白茅根30g	威灵仙15g	燀苦杏仁15g
黄柏10g	赤芍10g	苍术10g

桃仁5g　　　　炙甘草5g　　　　荷叶30g

共14剂，每日1剂，水煎至400mL，分早晚两次温服。

继续守原方，加荷叶增强清热利湿之效。

疾病证候转归：患者关节疼痛好转。

医嘱：同前。

三诊：2018年12月21日。

主诉：检查发现肾功能异常1月余。

刻下见：关节疼痛好转，纳眠可，大便正常，小便黄，舌淡红、有齿印，脉弦。

体征及辅助检查：四肢关节无畸形、肿胀，手指关节无压痛。2018年12月19日，尿常规检查：尿潜血（＋）；肾功能检查：尿酸531μmol/L，肌酐163μmol/L；血葡萄糖：6.70mmol/L。

既往史、中医诊断、西医诊断：同前。

治法：清热利湿，通淋排石，行气活血，益气养阴。

方药：罗氏排石汤加味。

黄芪30g	金钱草30g	滑石30g
冬葵子20g	怀牛膝15g	海金沙15g
车前子15g	槟榔15g	荷叶15g
白茅根15g	生地黄10g	乌药10g
燀苦杏仁10g	桃仁10g	炙甘草5g

共14剂，每日1剂，水煎至400mL，分早晚两次温服。

疾病证候转归：患者关节疼痛缓解，湿热减轻，重在排石。

医嘱：同前。

按语： 尿酸高—肾结石—肾功能不全是目前常见的一组慢性病，应控制饮食，加强运动，药物治疗，更重要的是做好慢病管理，让患者自觉养成良好的生活习惯，才是真正的"治病求本"。

（谢丽芬　罗仁）

医案2

吴某，男，40岁。

初诊：2019年8月15日。

主诉：尿酸升高1月余。

现病史：体检发现尿酸高1月，关节疼痛不明显。

刻下见：鼻塞，喷嚏，二便可，睡眠可，胃口可，舌淡红，脉细。

体征及辅助检查：无。

既往史：荨麻疹、痛风病史。

中医诊断：痹病（风寒痹）。

西医诊断：高尿酸血症。

辨病辨证分析：患者以尿酸升高为主症，属于痹病范畴；痹病多由于风、寒、湿、热等外邪侵袭人体，邪气痹阻经络，导致气血运行不畅而出现一系列以关节疼痛为主要表现的疾病，早期可能无关节疼痛。患者既往有荨麻疹病史，多为表虚感受风寒邪，风寒袭表，出现鼻塞流涕等症状，舌淡红，脉细。四诊合参，辨证为风寒痹病。

治法：祛风散寒，除湿通络。

方药：痛风汤加减。

金钱草30g	白茅根30g	山药30g
盐牛膝30g	苦杏仁10g	百合30g
炒苍术10g	黄柏10g	赤芍15g
薏苡仁30g	炒苍耳子10g	炙甘草5g

共14剂，每日1剂，水煎至200mL，分早晚两次温服。

医嘱：门诊随访。

按语： 患者有痛风病史，生化检查提示尿酸升高，故予痛风汤、薏苡仁、百合、金钱草降尿酸。

（王姝婉 罗仁）

医案3

李某，男，31岁。

初诊：2019年8月12日。

主诉：腕关节、踝关节疼痛4年。

现病史：关节疼痛伴屈伸不利，既往检查血尿酸升高。

刻下见：大便正常，小便黄，口干舌燥，胃纳一般，睡眠可，舌红，脉沉弦。

体征及辅助检查：暂无。

既往史：痛风病史3年。

中医诊断：痹病（热痹）。

西医诊断：痛风性关节炎。

辨病辨证分析：患者以关节疼痛为主诉，属于痹病范畴；患者既往尿酸增高，疾病日久，气血运行不畅，瘀而化热，热邪壅滞经脉，故关节红肿疼痛；热为阳邪，易伤阴液，阴液亏虚，则小便黄，口干，舌红，脉沉弦。四诊合参，辨证为热痹。

治法：清热通络，活血除湿。

方药：痛风汤加减。

金钱草30g	白茅根30g	山药30g
盐牛膝30g	苦杏仁10g	百合30g
炒苍术10g	黄柏10g	赤芍15g
薏苡仁30g	桃仁10g	炙甘草5g

共7剂，每日1剂，水煎至200mL，分早晚两次温服。

医嘱：多饮水。少吃海鲜、内脏。忌酒。中药治疗。定期复查。

按语：患者有痛风病史4年，属热痹，加苦杏仁、桃仁、薏苡仁宣肺利湿化瘀，相得益彰。

（王姝婉　罗仁）

医案4

吴某某，女，41岁。

初诊：2018年10月19日。

主诉：全身酸痛1周。

现病史：患者1周前无明显诱因出现全身酸痛，休息后自行缓解，未予特殊处理，今来院就诊。自发病以来，精神可，饮食睡眠一般，无发热，无咳嗽、咳痰，无胸闷、心悸，大小便可，体重无明显改变。

刻下见：全身酸痛，下肢疼痛，眠可，舌质红，苔薄白，脉细。

体征：望诊，神志清楚，双目有神，呼吸平稳，表情自然，反应灵敏，面色如常，体形正常，目窠无肿，白睛不黄，唇色红，咽部不红，无乳蛾，胸廓对称，无血痣及斑疹。脊柱、四肢无畸形，舌质红，苔薄白。闻诊，语音清晰，语言流畅，无咳嗽、叹息声，未闻及特殊气味。切诊，肌肤温润适中，皮肤弹性可，腹软，无压痛及反跳痛，脉细。

辅助检查：2018年9月28日，外院肾功能检查，尿酸500μmol/L。

既往史：无特殊。

中医诊断：痹病（痛痹）。

西医诊断：高尿酸血症。

辨病辨证分析：痹病是因风、寒、湿、热等邪气闭阻经络，导致以肢体筋骨、关节、肌肉等处，发生疼痛、重着、酸楚、麻木或关节屈伸不利、僵硬、肿大、变形等为主症的病证。痹症基本病机为风寒湿热痰瘀等邪气滞留肢体、筋脉、关节、肌肉，经脉闭阻，气血不通。病邪初在经脉，累及筋骨、关节、肌肉，以实证为主。患者因湿邪兼夹风寒侵蚀机体，留滞经脉，闭阻气血，故见肢体关节、肌肉酸楚、重着、疼痛，肿胀散漫，关节活动不利，又风湿相搏，气血失和，从而出现肌肤麻木不仁等表现。

治法：祛风通络，除湿止痛。

方药：痛风方加减。

百合30g	炒苦杏仁10g	黄柏10g
桃仁10g	薏苡仁30g	牛膝30g
黄芪30g	制何首乌30g	山药30g
赤芍10g	苍术10g	车前子30g
金钱草30g	白茅根30g	炙甘草5g

共7剂，每日1剂，水煎服，分早晚两次温服。

方中，炒苦杏仁、桃仁温肺润肠，制何首乌、牛膝补肝肾强筋骨，山药、百合、黄芪健脾益气，苍术、薏苡仁利水渗湿，车前子、金钱草清热利湿。

医嘱：注意保暖，勿贪凉。加强体育锻炼，增强身体素质。

疾病证候转归：本病的发生多与气候和生活环境有关，平素应注意防风、防寒、防潮，居住和作业地方保持清洁和干燥，免受风寒湿邪侵袭。注意生活调摄，加强体育锻炼，提高机体对病邪的防御能力。痹症初发，应积极治疗，防止病邪传变。病邪入脏，病情较重者应卧床休息。行走不便者，应防止跌扑，以免发生骨折。长期卧床者，既要保持患者肢体的功能位，有利于关节功能恢复，还要经常变换体位，防止褥疮发生。久病患者，往往情绪低落，容易产生焦虑心理和消化功能低下，因此，保持患者乐观心境有利于疾病的康复。

二诊：2018年12月14日。

主诉：同前，服药后病情稳定好转。

刻下见：腰酸，二便调，舌质红，苔白腻，脉细。

体征：望诊，神志清楚，双目有神，呼吸平稳，表情自然，反应灵敏，面色如常，体形正常。目窠无肿，白睛不黄，唇色红，咽部不红，无乳蛾。胸廓对称，无血痣及斑疹。脊柱、四肢无畸形。舌质红，苔白腻。闻诊，语音清晰，语言流畅，无咳嗽、叹息声，未闻及特殊气味。切诊，肌肤温润适中，皮肤弹性可，腹软，无压痛及反跳痛，脉细。

辅助检查：无。

中医诊断、西医诊断、辨病辨证分析：同前。

方药：小生六汤加减。

黄芩15g	党参30g	熟地黄20g
麦冬15g	山药30g	牡丹皮15g
五味子10g	山茱萸20g	柴胡15g
百合30g	金钱草30g	炙甘草5g

共7剂，每日1剂，水煎服，分早晚两次温服。

方中，党参、麦冬、山药补脾益肺，生津益胃；黄芩、牡丹皮清热凉血；五味子、山茱萸收敛固涩；熟地黄补阴滋肾；百合宁心安神，生津敛汗；金钱草清热利湿。

三诊：2019年9月20日。

主诉：左侧膝关节疼痛1月余。

现病史：患者1月余前爬山后出现左侧膝关节疼痛，在家自用红花油涂抹，无明显好转。

刻下见：左侧膝关节稍红肿，按压痛，舌淡红，脉沉细，二便正常，月经正常。

体征：望诊，神志清楚，双目有神，呼吸平稳，表情自然，反应灵敏，面色如常，体形正常。目窠无肿，白睛不黄，唇色红，咽部不红，无乳蛾。胸廓对称，无血痣及斑疹。脊柱四肢无畸形。舌淡红，苔薄白。闻诊，语音清晰，语言流畅，无咳嗽、叹息声，未闻及特殊气味。切诊，肌肤温润适中，皮肤弹性可，腹软，无压痛及反跳痛，脉沉细。

辅助检查：2019年9月20日，尿常规检查，白细胞（+++），尿潜血（++）。

中医诊断、西医诊断、辨病辨证分析：同前。

方药：痛风方加减。

百合30g	炒苦杏仁10g	黄柏10g
桃仁10g	薏苡仁30g	牛膝30g
黄芪30g	制何首乌30g	山药30g
赤芍10g	苍术10g	车前子30g
金钱草30g	白茅根30g	炙甘草5g

共7剂，每日1剂，水煎服，分早晚两次温服。

方中炒苦杏仁、桃仁温肺润肠，制何首乌、牛膝补肝肾强筋骨，山药、百合、黄芪健脾益气，苍术、薏苡仁利水渗湿，黄柏、车前子、金钱草清热利湿，赤芍、白茅根清热凉血利尿，炙甘草调和诸药。

医嘱：避风寒，畅情志，调饮食，慎起居。

疾病预防调护：本病发生多与饮食、气候和生活环境有关。首先要控制饮食，少食海鲜、动物内脏等；平素应注意防风、防寒、防潮，居住和作业地方保持清洁和干燥，免受风寒湿邪侵袭。注意生活调摄，加强体育锻炼，提高机体对病邪的防御能力。痹症初发，应积极治疗，防止病邪传变。病邪入脏，病情较重者应卧床休息。行走不便者，应防止跌扑，以免发生骨折。长期卧床者，既要保持患者肢体的功能位，有利于关节功能恢复，还要经常变换体位，防止褥疮发生。久病患者，往往情绪低落，容易产生焦虑心理和导致消化功能低下，因此，保持患者乐观心境有利于疾病的康复。

按语： 随着生活水平的提高，高尿酸血症、痛风的发病率明显提高，故应加强科普宣教，提倡健康生活方式，管控慢性病（包括痛风）。痛风发作时可用痛风汤，缓解后以小生六汤加百合、金钱草降尿酸以巩固善后。

（杨馨雨　罗仁）

医案1

林某某，男，42岁。

初诊：2019年8月5日。

主诉：疲劳乏力半年。

现病史：8年前体检发现血糖、血脂、尿酸升高，治疗不详。

刻下见：睡眠可，二便正常，舌淡红、有齿印，苔黄，脉弦。

体征及辅助检查：暂无。

既往史：糖尿病病史8年。

中医诊断：消渴（气阴两虚证）。

西医诊断：2型糖尿病。

辨病辨证分析：患者糖尿病病史8年，属于中医学消渴的范畴；消渴以阴虚为本，燥热为标。患者为中年男性，素体气虚，气虚无力升清，导致神疲乏力，气虚无力行血行水，水液内结，故舌淡红、有齿印，阴虚则阳亢，阳热郁结血脉，致血瘀互结，则苔黄、脉弦，四诊合参，辨证为气阴两虚。

治法：滋阴润燥，益气活血。

方药：芪丹地黄汤加减。

黄芪30g	丹参15g	熟地黄20g
山药30g	山茱萸20g	百合30g
海藻30g	泽泻15g	知母10g
炒苍耳子10g	苦杏仁10g	

共7剂，每日1剂，水煎至200mL，分早晚两次温服。

按语：患者有8年糖尿病病史，血糖、血脂、蛋白尿、尿酸均升高，以疲劳乏力为主诉，用芪丹地黄汤加味，黄芪益气升清抗疲劳，丹参治血，熟地黄、山药、山茱萸、泽泻等六味地黄汤以滋肾，百合、知母清热润燥，苦杏仁宣肺以运水液，盖糖尿病，治从消渴、滋阴润燥、益气活血为主。

（王姝婉　罗仁）

医案2

何某，男，51岁。

初诊：2022年2月18日。

主诉：泡沫样小便近1月。

现病史：2021年8月体检发现血糖升高，门诊予口服二甲双胍治疗1月余，后患者自行停药，2022年1月发觉尿中有泡沫。

刻下见：尿中有泡沫，小便量多，口干，矢气频作，纳寐可，大便正常，舌淡红、边有齿痕，苔薄白，脉弦滑。

既往史：对贴风湿膏过敏，其余无特殊。

中医诊断：消渴（气阴两虚证）。

西医诊断：2型糖尿病。

辨病辨证分析：患者以血糖升高、多尿为主要表现，辨病为消渴。消渴是由先天禀赋不足、饮食不节、情志失调、劳倦内伤等导致阴虚内热，以多饮、多尿、乏力、消瘦或尿有甜味为主要症状的病证。以多饮、多食、多尿三个症状侧重不同分上消、中消、下消。其病位主要与肺、胃（脾）、肾有关，尤与肾的关系最为密切。此患者以尿多为主要症状，辨病位下消。舌淡红，边有齿痕，苔薄白，脉弦滑。四诊合参，辨证为气阴两虚。

治法：益气养阴，生津止渴。

方药：小生六汤加味。

柴胡15g	黄芩15g	党参30g
熟地黄20g	麦冬15g	山药30g

牡丹皮15g	五味子10g	酒萸黄20g
萆薢20g	知母10g	炙甘草5g

7剂，每日1剂，水煎服。

医嘱：①控制饮食。②自测"三餐"前后、"睡前"血糖。

二诊：2022年2月25日。

刻下见：病史同前。患者未服用相关降糖药物，小便量多。舌淡红、有齿印，脉弦缓。

中医诊断、西医诊断、治法：同前。

方药：小生六汤加味。

柴胡15g	黄芩15g	党参30g
熟地黄20g	麦冬15g	山药30g
牡丹皮15g	五味子10g	酒萸黄20g
石膏30g	知母15g	青蒿20g
炙甘草5g		

共7剂，每日1剂，水煎服。

医嘱：①控制饮食。②自测"三餐"前后、"睡前"血糖。

三诊：2022年3月4日。

刻下见：病史同前，未服用相关降糖药物，近三日空腹血糖7.4～8.4mmol/L，餐后血糖8.0～12.9mmol/L。无口干，小便量不多，舌淡红、有齿印，脉弦滑。

诊断、治法：同前。

方药：小生六汤加味。

柴胡15g	黄芩15g	党参30g
熟地黄20g	麦冬15g	山药30g
牡丹皮15g	五味子10g	酒萸黄20g
荷叶10g	知母15g	青蒿20g

石膏30g　　　炒白术20g　　　炙甘草5g

共7剂，每日1剂，水煎服。

医嘱：①控制饮食。②自测"三餐"前后、"睡前"血糖。

疾病证候转归：经治疗，患者多尿、口干症状明显改善，继续用上方巩固治疗。

按语：消渴治疗以清热润燥、养阴生津为基本治则，重视活血化瘀，对上、中、下消有侧重润肺、养胃（脾）、益肾之别。要重视生活方式指导，应告知患者限制淀粉、油脂的摄入，忌食糖类，定时定量进餐，还应戒烟酒、浓茶及咖啡等。作息规律，适当运动，保持心情愉快。另外，消渴易发生血脉瘀滞、阴损及阳的病变，常见多种并发症，应注意预防和及时诊断治疗。此病例以小生六汤加味治疗，小生六汤有补益肝肾、润肺清心、益气养阴、清热祛湿的功效，随症加减，也可治疗消渴。

（李晓文　罗仁）

医案3

洪某，男，46岁。

初诊：2019年8月19日。

主诉：乏力、口干1年余。

现病史：患者1年前运动后出现右膝疼痛，外院查右侧半月板损伤，遂入住外院骨科。住院检查发现血糖高，完善相关检查后诊断为"2型糖尿病"，予"二甲双胍片0.5g，每日3次"，出院后规律应用降糖药物，自诉从右膝受伤后，行走不便，时时担忧右膝不能好转，虽然服用药物后血糖控制尚可，但仍有乏力、口干，短距离行走即感无力，为求进一步治疗来门诊就医。

刻下见：神志清楚，精神疲倦，思虑过度，自觉乏力，多汗，少言懒语，腹胀，腰痛，口干、口苦，食欲可，睡眠差，大便烂，小便可，舌红，苔黄腻，脉沉无力。

体征及辅助检查：右膝活动性差，其余正常。

既往史：右侧膝关节半月板曾做过微创手术。

中医诊断：消渴。证候诊断：①肝郁脾虚。②气阴两虚。

西医诊断：2型糖尿病。

辨病辨证分析：患者素体阴虚，加之思虑过度，饮食不节，损伤脾胃，损耗脾脏之阴血及津液，阴液亏虚则口干；脾胃亏虚，不能运化水湿，湿热内盛，则舌红，苔黄腻；脾胃亏虚，脾气散精无源，不能濡养机体，故精神疲倦、自觉乏力、少言懒语；肝气郁结，疏泄不利，脾失运化，则腹胀、大便烂。

治法：健脾疏肝，益气养阴。

方药：四逆散合四君子汤、痛泻药方加减。

党参10g	茯苓10g	白术20g
甘草6g	苍术10g	玉竹10g
石斛10g	防风10g	陈皮10g
白芍10g	柴胡12g	黄芩10g
郁金10g		

医嘱：①清淡饮食。②腹部按摩。

二诊：2019年8月26日。

刻下见：乏力有所改善，思虑过度有所改善，头痛、头昏，多汗，无腹胀，腰痛，无口干、口苦，睡眠差，大便烂，小便可，舌红，苔黄腻，脉沉滑数。

诊断：同前。

治法：健脾燥湿，疏肝祛风。

方药：四逆散、四君子汤、玉屏风散合痛泻药方加减。

党参10g	茯苓10g	白术20g
防风10g	苍术20g	陈皮10g
白芍10g	柴胡12g	黄芩10g

郁金10g　　　川楝子10g　　　天麻10g

葛根15g　　　黄芪10g

三诊：2019年9月2日。

刻下见：乏力症状明显改善，无少气懒言，无头痛头昏，心思重明显改善，睡眠差，腰痛，大便成形，小便可，舌红，苔黄腻，脉滑数有力。

中医诊断、西医诊断、治法：同前。

方药：四逆散、四君子汤、玉屏风散加减。

柴胡12g　　　黄芩10g　　　党参10g

茯苓10g　　　白术20g　　　葛根15g

苍术20g　　　黄芪20g　　　防风10g

白芍10g　　　酸枣仁20g　　夜交藤10g

郁金10g　　　白扁豆30g　　甘草10g

按语：患者为中年男性，心思细腻，工作压力较大，脾胃功能差，导致脾胃湿热重，发现糖尿病后思虑过度，进一步损伤脾胃功能，出现肝郁脾虚证，以脾气亏虚为主要表现，出现乏力、少气懒言、多汗，予四君子汤调理脾胃。患者肝气郁结，出现大便不成形及明显的痛泻要方证型，用四逆散合痛泻要方加减，共奏疏肝解郁、健脾益气之功。

（罗仁）

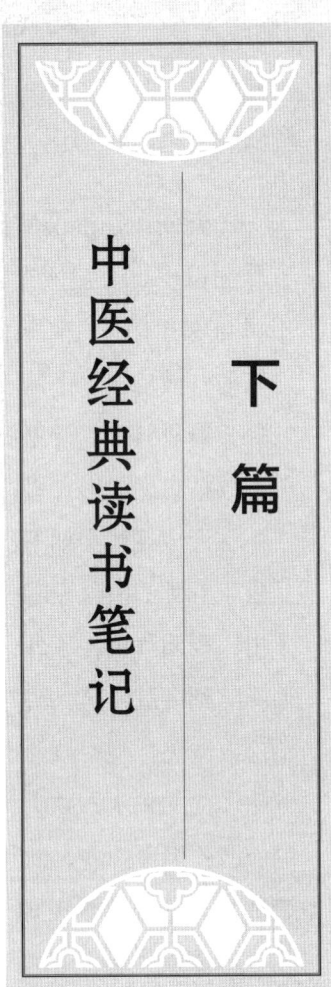

中医经典读书笔记

下篇

一、对《黄帝内经》水肿病病机和治则的认识

《素问·汤液醪醴论》原文："帝曰：其有不从毫毛而生，五藏阳以竭也，津液充郭，其魄独居，孤精于内，气耗于外，形不可与衣相保，此四极急而动中，是气拒于内，而形施于外，治之奈何？岐伯曰：平治于权衡，去宛陈莝，微动四极，温衣，缪刺其处，以复其形。开鬼门，洁净府，精以时服，五阳已布，疏涤五脏，故精自生，形自盛，骨肉相保，巨气乃平。帝曰：善。"

翻译成现代文如下。黄帝说：有的病不是从外表毫毛而生的，是由于五脏的阳气衰竭，致水液充斥全身，而阴气独盛，阴气独居于内，则阳气更耗于外，形体浮肿，不能穿原来的衣服，四肢肿急而影响到内脏，这是阴气格拒于内，而水气弛张于外。对这种病的治疗方法怎样呢？岐伯说：要平复水气，当根据病情，衡量轻重，驱除体内的积水，并叫病人四肢做些轻微运动，令阳气渐次宣行，穿衣服要温暖一些，助其肌表之阳，而阴凝易散。用缪刺方法，针刺肿处，去水以恢复原来的形态。用发汗和利小便的方法，开汗孔，泻膀胱，使阴精归于平复，五脏阳气输布，以疏通五脏的郁积。这样，经气自会生成，形体也强盛，骨骼与肌肉保持着常态，正气也就恢复正常了。黄帝道：讲得很好。

这一段论述了水肿的病机及治法。

水肿病的病因不外乎外感和内伤两类。本篇论述的水肿"不从毫毛而生，五藏阳以竭也，津液充郭"，是由于五脏阳气虚衰导致水津不行而使水液充斥全身，即水肿的发病。"津液充郭，其魄独居，孤精于内，气耗于外"，这句话让我感到疑惑。张景岳注云：

"魄者，阴之属，形虽充而气则去，故其魄独居也。精中无气，则孤精于内。"即指魄、精为水液。《王洪图内经讲稿》中说"魄者，粕也"，这里的"魄"指的是"水之糟粕"，因为"魄门亦为五脏使"中魄门是糟粕排出之门（此亦出于他之口）。河北中医药大学的李会敏认为，魄，神志活动，为肺所藏。《灵枢·本神》曰："并精而出入者谓之魄。"今肺失通调肃降，魄失其司活动失常而独居于内，犹言病变在肺而肺功能失调，变文也。本人比较同意张景岳的说法，即魄、精都是水液，这比较好地解释了"其魄独居，孤精于内，气耗于外"。我不认同王洪图的说法，其中一个原因是不能把身体中的水说成糟粕，虽然为水邪，但这个水本来也是人体的津液，只是它在全身泛滥，就变成病理产物，与肛门要排出的糟粕不是一样的性质。至于李会敏说这句是病变在肺而肺功能失调的变文，我更觉得牵强附会，在这个条文中没有说到具体哪个脏腑病变，单一个"魄"字就联想到肺，思维太发散了。而且下一句的"精"又作何意才能与"魄"相应呢？"形不可与衣相保，此四极急而动中，是气拒于内，而形施于外，治之奈何？"这句很好解释，不再赘述。

前面主要借黄帝之口说明水肿病的病机，后面岐伯阐述水肿病的治法，总结起来就是"平治于权衡，去宛陈莝""开鬼门，洁净府"。治疗原则是平调阴阳的偏盛偏衰，去除体内的淤积陈腐，具体治法包括发汗和利小便。"开鬼门"：人体有很多门，《难经·四十四难》曰："唇为飞门，齿为户门，会厌为吸门，胃为贲门，太仓下口为幽门，大肠、小肠会为阑门，下极为魄门，故曰七冲门也。"鬼出没于阴处，性为阴，因此鬼门是汗孔，又称玄府，平常看不到，开则汗出津泄。净府，水之府，特指膀胱。"开鬼门，洁净府"指开汗孔，发散肺气，利尿洁净膀胱之府，主要应用于水液代谢紊乱，而成水湿停留。发汗之作用有如提壶揭盖，下焦水道通畅与否依靠上焦汗孔开阖，上焦开，下焦则通，上焦闭，则水道不通。水液排出途径有三，最主要的是小便以及汗液，呼吸带走的水气比较少。"开鬼门，洁净府"的治法实际上抓住了水液代谢的要点，因此发汗利小便仍然是现代医家治疗水肿病的最基本法则。张仲景《金匮要略·水气病脉证并治》曰："诸有水者，腰以下肿，当利小便；腰以上肿，当发汗乃愈。"这具体论述了发汗和利小便两种治法的具体应用。然而也要注意到，发汗可以散水，又易损伤阳气，利小便可以祛湿，过度往往伤阴；前文既然说水肿的成因是五脏的阳气衰竭，就更应该顾护阳气，故在"去宛陈莝"之前要先"平治于权衡"。因此，发汗利小便的治法比较适用于水肿实证，对水肿虚证，不可单独运用此法。

（邝柳燕　罗仁）

二、读《黄帝内经》之水胀、肤胀、鼓胀、肠覃、石瘕有感

《灵枢·水胀》原文："黄帝问于岐伯曰：水与肤胀、鼓胀、肠覃、石瘕、石水，何以别之？岐伯曰：水始起也，目窠上微肿，如新卧起之状，其颈脉动，时咳，阴股间寒，足胫肿，腹乃大，其水已成矣。以手按其腹，随手而起，如裹水之状，此其候也。

黄帝曰：肤胀何以候之？岐伯曰：肤胀者，寒气客于皮肤之间，冬冬然不坚，腹大，身尽肿，皮厚，按其腹，窅而不起，腹色不变，此其候也。

黄帝曰：鼓胀何如？岐伯曰：腹胀身皆大，大与肤胀等也，色苍黄，腹筋起，此其候也。

黄帝曰：肠覃何如？岐伯曰：寒气客于肠外，与卫气相搏，气

不得荣，因有所系，癖而内着，恶气乃起，瘜肉乃生。其始生也，大如鸡卵，稍以益大，至其成，如怀子之状，久者离岁，按之则坚，推之则移，月事以时下，此其候也。

黄帝曰：石瘕何如？岐伯曰：石瘕生于胞中，寒气客于子门，子门闭塞，气不得通，恶血当泻不泻，衃以留止，日以益大，状如怀子，月事不以时下，皆生于女子，可导而下。

黄帝曰：肤胀鼓胀，可刺邪？岐伯曰：先泻其胀之血络，后调其经，刺去其血血络也。"

原文翻译如此。黄帝问岐伯道："水胀、肤胀、膨胀、肠覃与石水，如何进行鉴别呢？岐伯回答说：水胀发病之初，患者的下眼睑微肿，好像刚睡醒时的样子，人迎脉搏动明显，经常咳嗽，大腿内侧寒冷，脚和小腿浮肿，腹部也胀大，出现上述症状，说明水胀病已经形成。用手按压患者腹部，放开手时，被按压的凹陷随手而起，就好像按在盛水的袋子上一样，这就是水胀病的特征。

黄帝问：肤胀病怎样诊断呢？岐伯答道：肤胀病是因为寒邪侵入皮肤引起的，患者表现腹部胀大，用手叩击腹部就好像鼓一样中空而不坚实，全身浮肿，皮肤厚，用手按压腹部，放开手时凹陷不能随手而起，腹部皮肤颜色没有变化，这就是肤胀病的特征。

黄帝问：臌胀的表现是什么样呢？岐伯答：臌胀的腹部胀大和全身肿胀的表现与肤胀病相同。只是臌胀的肤色青黄，腹部的青筋暴露，这就是臌胀的特征。

黄帝问：肠覃的表现怎样呢？岐伯答：寒邪侵袭肠体外面，与卫气相互搏结在一起，卫气不能正常运行，寒邪与卫气滞留在身体深处，附着于肠外，病邪逐渐增长，便生成了息肉。肠覃病初期，腹部的肿块像鸡蛋那样大，随着疾病的发展，肿块也逐渐增大，完全形成时，腹隆起得好像怀孕一样。病程长的，可以历经数年。用手按压，肿块很坚硬，推之能够移动，月经仍旧按时来潮。这就是肠覃的特征。

黄帝问：石瘕的表现又怎样的呢？岐伯答：石瘕病灶在子宫中，由于寒邪侵犯子宫口，使子宫口闭塞，气血不能流通，本应按时排泄的恶血不能排泄，以致凝结成块而滞留在子宫中，随时间而逐渐增大，腹部隆起也像怀孕一样，但是月经不能按时来潮。患这种病的都是女性，可以用通导攻下以祛除瘀血的方法治疗。

黄帝问：肤胀和臌胀病，可以运用针刺的方法治疗吗？岐伯答：治疗这两种疾病，应首先用针刺泻除胀大的血络，然后再根据疾病的具体情况调理相应经脉。但是，无论采取什么方法治疗，都必须首先用针刺祛除血络中的瘀血。"

本篇对水胀、肤胀、臌胀、肠覃、石瘕等病证做了鉴别，并且分别论述了这些病的病因、病机和治疗方法。

首先讲水胀，水胀的病机是阳气不足，不能化水；水邪上泛，所以看到眼睑浮肿，水邪涌动在阳明脉，故有颈脉搏动；水邪迫肺，则咳嗽；水湿阻遏阳气，因此大腿内侧寒冷；如果水邪泛溢肌肤及留滞腹部，就有脚和小腿浮肿，腹部也胀大。

肤胀的病机是外感寒邪，卫阳被遏，水津布散失常，水与寒气相合留滞肌肤；寒气与水停留腹部皮肤，所以腹大、敲上去砰砰作响，但不是实音之响；寒气与水留于皮肤之间，就有全身肿胀。

臌胀的病机是肝失疏泄，脾虚不运，气血水互结，充斥腹腔、泛溢肌肤，因此有腹大、全身肿胀，肝脾不调，则见皮色苍黄，气滞血结脉络，故腹壁青筋显露。

肠覃的病机是寒气客于肠外，与卫气搏结，营卫气血不行导致肿块，日久肿块渐长，最终腹部就像怀孕一样鼓起来，由于邪气没有侵犯子宫，所以仍有月经按时来潮。

石瘕的病机是寒气客于子宫口，气血不通，瘀血停留子宫，日久渐长，最终也导致腹部像怀孕一样大，由于邪气客于胞宫，所以月经不能按时来潮。

水胀、肤胀、臌胀、肠覃、石瘕都有腹部胀大，怎么鉴别这几种病呢？水胀、肤胀、鼓胀的症状，除了腹胀都有全身肿胀，但水胀按压腹部，放开时凹陷随手而起，说明水在腹内；肤胀按压腹部，放开时凹陷不起，说明水在皮肤之间；鼓胀也是按压腹部凹陷不起，但是有皮色苍黄，并且有腹壁青筋显露。肠覃、石瘕没有全身肿胀的情况，但是腹部有包块，区别是肠覃长在肠外，月经按时来潮，石瘕长在胞宫，月经不能按时来潮。

最后，对于石瘕的治疗，用通导攻下以祛除瘀血的方法治疗。对于肤胀和鼓胀的刺法，主要是针刺以祛除血络中的瘀血。其他几个病，在原文中并没有谈及具体治则治法。

（邝柳燕　罗仁）

三、读《金匮要略》"痰饮病""水气病"篇心得体会

《金匮要略》痰饮病篇第十五条提出了痰饮病的治则，即"病痰饮者，当以温药和之"。饮为阴邪，易伤阳气，反之阳能运化，则饮自除。温药具有振奋阳气、开发腠理、通行水道之意。"和"，指温之不可太过，要以调和为原则。寓以行、消、开、导之意，使温而不燥，温而不腻，且水有出路。"病痰饮病者，当以温药和之"为痰饮病总治则，其含义可理解为四饮为病，应该用较平和的温性药物来振奋阳气以治本，祛除饮邪以治标使阳复饮消，阴阳调和。《金匮要略》"水气病脉证"篇中两条提到了治疗原则。第十八条："诸有水者，腰以下肿，当利小便；腰以上肿，当发汗乃愈。"第十一条："夫水病人，目下有卧蚕，面目鲜泽，脉伏，其人消渴。病水腹大，小便不利，其脉沉绝者，有水，可下

之。"如风水、皮水："腰以下肿，当利小便，腰以上肿，当发汗。"这是以腰部为准，将人体分为上、下两部来论述水肿病的治法。腰以上属阳、属表，腰以下属阴、属里。水邪若在人体下部，"在下者，引而竭之"，当用利小便之法，使水湿之邪从小便而去。水邪在人体的上部。依"其高者，因而越之"之义，当用汗法，使水湿之邪从表而去，此为因势利导法，也是"开鬼门，洁净府"的具体表现，亦为水气病的具体治疗原则。

湿病篇原文第十八条："风湿相搏，一身尽疼痛，法当汗出而解。值天阴雨不止，医云此可发汗。"原文第十四条："太阳病，关节疼痛而烦，脉沉而细者，此名湿痹，湿痹之候，小便不利，大便反快，但当利其小便。"张仲景将发汗、利小便作为治疗湿病的原则。风属阳邪，湿为阴邪，两邪相搏，风性善行，则一身尽疼，利小便原则是治内湿的具体原则，湿邪入里，流注于关节，筋脉不通，关节烦疼，内阻于膀胱，气化不利则小便不利，小便得利，则里湿去，阳气通，湿邪除，即此处张仲景取"温阳利湿"之意。在发汗中，张仲景特别强调发汗的程度。风湿合于肌表，微微发汗之法，可使阳气运行流于周身，缓缓蒸腾，营卫调和通畅。微汗法是张仲景在《伤寒论》和《金匮要略》中都有提到的方法。《伤寒论》中桂枝汤方后注："温覆令时许，遍身微似有汗者益佳，不可令如水流漓。"葛根汤方后亦言："覆取微似汗，余如桂枝法将息及禁忌，诸汤皆仿此。"对于病位在表者，微汗法可使滞留于肌肉关节之间的风湿邪气随汗而解。汗法对疾病的恢复有非常关键的作用。同时，发汗不可过峻，"汗之病不愈者，何也？盖发其汗，汗大出者。但风气去，湿气在，是故不愈也"。汗出若峻，肌腠大开，津液流失，风邪易散，而湿邪其性属阴，质黏腻难祛，出现风去湿存之弊。大汗之时，毛孔打开，汗出同时阳亦随汗出散。这样不仅不能使阳气得以宣通，反而导致阳气虚损，更加无力蒸化湿邪外散。利小便法是张仲景治疗各类疾病的又一重要方法，在《金匮要略》中多篇提及利小便法，如："下利气者，当利其小便。"
《金匮要略》中黄疸病篇："诸病黄者，但利其小便。"《金匮要
略》中痰饮咳嗽篇："夫短气有微饮，当从小便去之，苓桂术甘汤
主之，肾气丸亦主之。"张仲景在多种疾病治疗中均选用了利小便
治法，这体现了他"异病同治"的治疗原则，即对不同的病证进行
辨证论治，采取同样的治疗手段。张仲景所用的利小便治法，并不
是在小便不利的情况下利之，也不是仅仅用渗利之品以通之，而是
借利小便之机祛邪，将水液代谢失常产生的病理产物从下而走，通
过温阳化气健脾运湿等法调节水液代谢以补虚扶正，从而达到治病
求本的目的。

在治疗水气病时，根据疾病的性质辨证论治，采用合理的发
汗、利小便的方法，使之驱邪外出，温阳扶正补虚。灵活根据病情
选择合适的药物和剂量是我们以后需要不断再学习的。

（吴梦妮　罗仁）

四、读《金匮要略》"虚劳病"篇笔记

　　虚劳病是因劳伤过度所致各种慢性虚弱病的总称。虚劳是以
脏腑亏损，气血阴阳虚衰，久虚不复成劳为主要病机，以慢性虚
弱为主要表现的病证。张仲景《金匮要略》首次提出"虚劳"之
名，列举食伤、忧伤、饮伤、房劳伤、饥伤、劳伤、内有干血、亡
血失精、风气百病引起"诸不足"等，是导致"五劳虚极"的基本
原因，同时阐述了阳虚、阴阳两虚等各种虚劳证候的辨别、治法和
用法，治疗上着重温补脾肾，肾气丸、小建中汤、黄芪建中汤等至
今为临床所常用。另外，《金匮要略》创立了祛瘀生新的大黄䗪虫

丸，治疗虚劳的干血痨证，给后世很大的启迪。

张仲景在《金匮要略》血痹虚劳病脉证并治篇中，通过列举"渴、喘、悸、脉浮""无寒热、短气里急、小便不利、面色白、目瞑、鼻衄、少腹满、脉虚沉弦""疾行喘喝、手足逆寒、腹满、溏泄、食不消化、脉小沉迟"等一系列虚劳病出现的症状，阐述了虚劳的三条主要病机。《诸病源候论》曰："精者，血之所成也。"精血同源，精伤日久致血虚，故男子见面白无华；而血与阴液同源互通，相互转化，故见精伤亦见口渴。精亏于下，气虚上浮，故见喘、悸。精伤于内，气散于外，阴虚阳浮，故见脉浮大无力。房劳伤精，致脏腑气血阴阳亏虚，日久而成虚劳，此为仲景所述虚劳的第一条病机。虚劳第二条病机为气血阴阳两虚。"无寒热"说明病非外感，而是内伤。阴血不足，则见脉沉弦而急，阳气不足则见脉虚软。《灵枢·决气》曰："气脱者，目不明，……血脱者，色白，夭然不泽，其脉空虚，此其候也。"阳气虚，则肾纳气功能失调，见呼吸短气；肾气化功能失司，故见少腹满，小便不利；肝肾精血虚，不能上荣，故面色白，两目昏花；阴虚生内热，虚火上浮，可致鼻衄。虚劳是多脏器虚损之病，元气不足，脾肾虚损，甚至是元阴元阳的虚损，在虚劳病中为主要病机。徐忠可云："四肢无阳而寒，腹中无阳而满，甚则胃极虚而溏泄，脾极虚而食不化也。"元气不足，真阴亏耗，肾气不足，故见疾行则喘喝；元阳虚衰，肾阳虚寒，故见四肢不温，手足逆寒；脾阳虚寒，则见脾不运化，腹满，溏泄，食不消化。元气不足，无力鼓脉，故见脉沉弱迟缓。因此，虚劳病的三大病机为房劳伤精、气血阴阳不足、元气不足。

张仲景在证治上重视脾、肾二脏。虚劳病，是脏腑精气虚损的疾病。首先应重视肾精亏损，肾气不足，阴阳失调，若失精久虚，阴虚阳浮，心神不宁，为男子失精，女子梦交者，治用桂枝加龙骨牡蛎汤，以调和阴阳，潜阳归阴；若肾气虚，肾阳不足，不能化气行水者，治用肾气丸，以补益肾气，温阳利水治疗；若肾阳虚，精气清冷，不能生子者，用天雄散温补元阳，补心脾阳气治疗。肝阴虚内热，虚烦失眠者，用酸枣仁汤敛肝养阴，清热安魂治疗。若属阴阳气血诸虚，阴阳失调，寒热症状皆有，证情复杂，不能但治其寒，或但治其热者，则要从建中入手，建立中气，以资化源，使气血虚损得到补益，而阴阳和调，寒热症状得以平复，用小建中汤温建中气治疗；若气虚明显者，用黄芪建中汤治疗；若诸病虚损，阴阳气血俱不足，又挟有风邪者，用薯蓣丸补虚损祛邪治疗。若五脏劳伤虚损至极，全身羸瘦，腹大不能食，内有痞积瘀血者，用大黄䗪虫丸缓消瘀血，兼以补虚治疗。总之，张仲景治虚劳，重视脾、肾二脏，用药重视甘温扶阳，久虚留瘀，治虚劳要注意祛瘀，是张仲景治虚劳病的特点。

（谢钡　罗仁）

五、对"肾者，作强之官"的见解

《素问·灵兰秘典论》中"肾者，作强之官，伎巧出焉"的释义历代争议颇多。由翟双庆与黎敬波主编的《内经选读》直接将"作强"释义为作用强力。我个人认为，每一个脏腑的作用都很强大，因为无论舍弃哪一个脏腑，机体都会呈衰败之势，阴阳离决。更遑论心为一身之君主，具一理以应万机，脏腑百骸，唯所是命。《素问·灵兰秘典论》中将十二脏皆社会拟人化，其中君主、相傅、将军、臣使等皆为汉代以前社会官职名称，虽历代并无仓廪、传道、受盛、作强、决渎之类的官名，且中正、州都作为官名已是曹魏以后的事，所以官不应该仅仅解释为国家机构中的官职，还可以看作是"官能"或"官能"词义的引申。综上所述，直接将"作强"解释为"作用强力"很难自圆其说，即使众多文献也这样诠释。

通过查阅各种资料了解到，"作强"至少有五种以上的释义：①王冰："强于作用，故曰作强。造化形容，故云伎巧。在女则当其伎巧，在男则正曰作强。"②张志聪："肾藏志，志立则强于作用，能作用于内，则技巧施于外矣。"③马莳："惟肾为能作强，而男女构精，人物化生，伎巧从是而出。"④《思考中医》："作"就是作为、作用。与肾主二阴相合。"强"又可引申为坚强，是刚强、强硬之义，与肾主骨相合。⑤《黄帝内经大词典》："作强之官：作彊之官，名词。'作强'为'封藏'之音转，即'封藏'之官，贮藏水液及精气的器官。"以上引用的各家言论充分证明了"作强"释义争论很大。

张鹏等人撰写的《"肾者，作强之官，伎巧出焉"刍议》将"作强"解释为"作彊"很有启发。《说文解字》："作：起也，从人从乍。""作"字是一个会意字，表示开始制作某物件。《说文解字》："强：蚚也，从虫弘声。"从《说文解字注》的记载来看，"强"字与"彊"字为假借字。《说文解字》："彊：弓有力也，从弓畺声。"《说文解字注》："彊：弓有力也，引申为凡有力之称。假借为勥迫之勥，又从彊声。"作强之官，应解为掌管制作弓箭相关的官职。弓箭的制作与王朝命运相关，在远古时期，弓箭是决定战争胜负的重要武器之一。设置制作弓箭相关的武器管理官职是必要的。尽管"作彊"官职在古代文献中未查出，但在《尚书》中有与"作彊"相类似的官职"作册"官。

（张莉莉　罗仁）